Las increíbles propiedades del bicarbonato de sodio

Alessandra Moro Buronzo

Las increíbles propiedades del bicarbonato de sodio

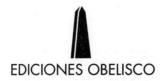

EDICIONES OBELISCO

Si este libro le ha interesado y desea que le mantengamos informado
de nuestras publicaciones, escríbanos indicándonos qué temas son de su
interés (Astrología, Autoayuda, Ciencias Ocultas, Artes Marciales, Naturismo,
Espiritualidad, Tradición...) y gustosamente le complaceremos.

*Los editores no han comprobado la eficacia ni el resultado de las recetas, productos,
fórmulas técnicas, ejercicios o similares contenidos en este libro. Instan a los lectores
a consultar al médico o especialista de la salud ante cualquier duda que surja.
No asumen, por lo tanto, responsabilidad alguna en cuanto a su utilización
ni realizan asesoramiento al respecto.*

Puede consultar nuestro catálogo en www.edicionesobelisco.com

Colección Salud y Vida natural
LAS INCREÍBLES PROPIEDADES DEL BICARBONATO DE SODIO
Alessandra Moro Buronzo

1.ª edición: febrero de 2011
2.ª edición: abril de 2013

Título original:
Les incroyables vertus du bicarbonate de soude

Traducción: *Pilar Guerrero*
Maquetación: *Natalia Metelska*
Corrección: *Mª Jesús Rodríguez*
Diseño de cubierta: *Marta Ribón*
sobre una ilustración de Fotolia

© 2009, Éditions Jouvence S. A.
Chemin due Guillon 20, Case 142, CH-1233 Bernex, Suiza
www.editions-jouvence.com
(Reservados todos los derechos)
© 2011, Ediciones Obelisco, S. L.
(Reservados los derechos para la presente edición)

Edita: Ediciones Obelisco, S. L.
Pere IV, 78 (Edif. Pedro IV) 3.ª planta, 5.ª puerta
08005 Barcelona - España
Tel. 93 309 85 25 - Fax 93 309 85 23
E-mail: info@edicionesobelisco.com

Paracas, 59 C1275AFA Buenos Aires - Argentina
Tel. (541-14) 305 06 33 - Fax: (541-14) 304 78 20

ISBN: 978-84-9777-715-5
Depósito Legal: B-2.439-2010

Printed in Spain

Impreso en Novoprint, S. A.
Energía, 53 – 08740 Sant Andreu de la Barca (Barcelona)

Introducción

Si el término «bicarbonato de sodio» no nos dice gran cosa, preguntemos a nuestras abuelas; seguramente ellas sabrán muchas cosas al respecto. Yo siempre he visto ese botecito de polvo blanco dando tumbos por todos lados en casa de mi tía, la persona que me crió en gran parte. Lo usaba para un montón de cosas porque consideraba que era seguro y eficaz para casi todo. Mi tía era muy pragmática e iba siempre a la raíz del asunto, sin perder el tiempo. A menudo, repetía que no había que tener una legión de productos en casa cuando uno solo lo arreglaba todo. Decía que el bicarbonato de sodio era barato y extremadamente eficaz. ¿Para qué perder el tiempo buscando productos específicos? ¡Y tenía toda la razón! Lavaba con él la fruta y la verdura, se lo tomaba cuando tenía malas digestiones porque sufría acidez de estómago, limpiaba con él la cocina y el baño, lo añadía a la lavadora (¡no tenía lavavajillas, por Dios!) para eliminar la cal, lo añadía a la ropa de la colada cuando quería «desinfectar» la ropita de los bebés y, de vez en cuando, lo usaba para tomar un baño.

En lo que a mí concierne, empecé a seguir el ejemplo de mi tía bastantes años después de su muerte. En efecto, como la mayoría de la gente, empecé mi vida de mujer joven e independiente cediendo a los discursos publicitarios que nos animan a comprar un producto diferente para cada cosa. Me parecía que lo mejor era ir a lo eficaz, a lo concreto, y no comprendía el engranaje económico que se esconde tras la palabra «progreso». Y luego está la fuerza de la costumbre...

Iba al súper y compraba siempre los mismos productos, más o menos conocidos, claro.

Con el tiempo descubrí el bicarbonato de sodio. Conocí una mujer que, como mi tía, me enseñó a usar el bicarbonato para casi todo en la casa y para las heriditas y pupas que nos hacemos en casa y en el trabajo cotidianamente. Entonces empecé a reflexionar y a preguntarme para qué llenar la casa de productos diferentes, todos contaminantes, cuando tenía a mi disposición un solo producto eficaz, no contaminante y, además, barato.

En este momento de la historia en que todo el mundo se pregunta qué gestos puede hacer para contribuir de algún modo a «salvar el planeta», el bicarbonato de sodio es la respuesta.

En este libro he recopilado todos los consejos que he podido encontrar. Se trata de sugerencias de muchas personas que emplean el bicarbonato de sodio desde hace años. Aquí podréis descubrir un montón de trucos para:

- la higiene personal
- curar pupas y heriditas poco importantes (teniendo en cuenta que el bicarbonato de sodio, por bueno que sea, ¡no reemplaza al médico!)
- la belleza
- limpiar la casa
- el jardín
- las mascotas

- el garaje
- quitar malos olores
- cocinar…

¡Vosotros podéis acabar de completar la lista!

¿Mi consejo?

Si aún no habéis descubierto el bicarbonato de sodio, probadlo sin perder más tiempo. Os sorprenderá descubrir los grandes servicios que os puede prestar ese polvito blanco. Esta obra pretende dar a conocer en profundidad el bicarbonato de sodio para conseguir un uso óptimo y eficaz.

CARNÉ DE IDENTIDAD

Nombre:
este producto se conoce con diferentes denominaciones, a saber:
- Bicarbonato sódico
- Bicarbonato de sodio
- Hidrogenocarbonato de sodio
- $NaHCO_3$
- Bicarbonato de sosa
- Polvos de levadura
- Baking Soda (en Estados Unidos)
- Sal de Vichy (en Bélgica)
- «Vaquita» en Canadá, en referencia a la vaquita que sale en el bote de una conocida marca en ese país.

- En este libro lo llamaremos siempre «bicarbonato de sodio».

Dirección:

- antes de comprarlo, el bicarbonato de sodio se encuentra en las grandes superficies comerciales, en las tiendas dietéticas, en farmacias y en parafarmacias.
- Después de comprarlo, se encuentra en los armarios de la cocina, en la despensa, en el mueble del baño o en el botiquín.

Fecha de nacimiento:	hace, aproximadamente, 150 años, en 1846
Padres:	John Dwight y Austin Church, pasteleros de Nueva York
Características:	polvo fino
Estado físico:	sólido
Color:	blanco
Olor:	ninguno
Toxicidad:	ninguna
Particularidades:	el paso del tiempo no le afecta y sigue despertando interés, por lo que está siempre de moda
Empleo:	producto polifacético. Léase atentamente este libro para conocer todas sus aplicaciones.

Historia del bicarbonato de sodio

Podemos afirmar, verdaderamente, que la utilización del bicarbonato de sodio y del carbonato de sodio no es una cosa actual y moderna. El ser humano lo ha empleado desde la noche de los tiempos.

El bicarbonato y el carbonato de sodio es el producto de las cenizas de determinadas plantas, de ahí su nombre en inglés *Soda ash* (*ash* significa ceniza). No olvidemos que la ceniza, utilizada como detergente desde tiempos inmemoriales, no es otra cosa que una mezcla de carbonato de sodio y de potasio.

Las primeras pistas de uso del bicarbonato de sodio se encuentran en el antiguo Egipto. La gente empleaba regularmente una mezcla compuesta de carbonato de sodio y bicarbonato de sodio que llamaban natrón. Este mineral se obtenía a partir de la evaporación del agua de un lago salado. Su utilización era múltiple (¡ya en esa época!): se empleaba para la higiene personal porque la gente lo usaba como jabón, para lavar y teñir tejidos, para producir cristal y, además formaba parte de numerosos ingredientes necesarios para el proceso de momificación.

El carbonato de sodio luego fue utilizado, con el paso de los siglos, como un elemento importante en la industria del papel, el jabón, el textil y la producción de vidrio.

A finales del siglo XVIII, un químico francés llamado Nicolas Le Blanc, participó en un concurso para el que elaboró una fórmula que le permitiese transformar la sal en sodio. Gracias a su idea, fue posible producir una gran cantidad de carbonato de sodio, el abuelo del bicarbonato de sodio, necesario para la incipiente industria. Sin embargo, el procedimiento descubierto presentaba numerosos inconvenientes importantes: producía una gran cantidad de residuos tóxicos y exigía temperaturas elevadísimas para su producción.

En 1846, dos pasteleros de Nueva York, John Dwight y Austin Church, ansiosos por encontrar un buen producto para fuese elevara la masa, constataron que el carbonato de sodio asociado a la leche daba lugar a un gas carbónico, con el efecto de la levadura. Apoyándose en dicha constatación, consiguieron refinar el carbonato de sodio hasta dar con el bicarbonato de sodio.

Tras el descubrimiento de Nicolas Le Blanc, en la Bélgica de 1863, el químico Ernest Solvay encontró un procedimiento sencillo, económico y ecológico para producir bicarbonato de sodio a nivel industrial. Su nuevo sistema de producción no exigía altas temperaturas para la transformación de la sal de calcio en bicarbonato. El amoníaco empleado para el proceso de fabricación podía reciclarse. Por lo tanto, su proceso de fabricación no generaba residuos tóxicos. La primera fábrica de producción de bicarbonato de sodio, con el método Solvay, abrió sus puertas.

Actualmente hay muchísimas fábricas de producción de bicarbonato en todo el mundo.

El bicarbonato de sodio en todo su esplendor

¡Reconocido por nuestros abuelos, el bicarbonato de sodio es uno de los productos más interesantes que puede haber en una casa!

Polivalente

Se usa para la higiene corporal, la salud, eliminar malos olores, limpiar la casa, dar brillo a ciertos objetos, desinfectar, guisar y como pesticida en el jardín y las terrazas.

Su poder ligeramente abrasivo permite eliminar numerosas clases de manchas, ya sean de suciedad o incrustadas.

Inodoro, el bicarbonato de sodio es una sal alcalina que se disuelve fácilmente en el agua. Actúa como un tampón porque es capaz de regular y estabilizar el pH cuando éste es demasiado ácido. Por ese motivo, se viene usando desde hace siglos para aliviar los ardores de estómago, facilitar las digestiones, en la higiene bucal… En uso externo, ablanda el agua previniendo la formación de cal en las tuberías y las estructuras de sanitarios y de las máquinas para lavar. Esta lista no es exhaustiva pero iremos descubriendo aplicaciones a lo largo del libro.

No contaminante

Este fino polvo blanco, formado por diminutos cristales, es completamente natural y no ofrece ningún peligro para el medio ambiente, porque no contamina. Una vez usado, es biodegradable.

No tóxico

Con el bicarbonato de sodio no hay ninguna necesidad de utilizar productos químicos, tóxicos o agresivos con la piel.

Es inofensivo: puede emplearse en los adultos, los niños, los animales de compañía y las plantas.

Eficaz

Se usa desde hace decenios en todas las casas y en el mundo entero con plena satisfacción, si creemos en los testimonios de los que lo utilizan.

Barato

El último criterio no es el menos importante, especialmente en tiempos de crisis económica. El bicarbonato no es caro y todo el mundo se lo puede permitir.

En definitiva, ¿se puede pedir más?

¿POR QUÉ USAR BICARBONATO DE SODIO?

Éstas son algunas de las razones que justifican la utilización del bicarbonato de sodio:
- permite múltiples usos

- se puede usar tanto en los adultos como en los niños, los animales, la casa, en elaboración de la comida y también en las plantas
- en uso externo reemplaza gran número de productos de la limpieza
- cuando se usa para limpiar no agrede la piel
- en el plano personal, se puede emplear como remedio para numerosos pequeños problemas y accidentes de la vida cotidiana
- es útil para la higiene personal y para suavizar la piel
- ha pasado la prueba definitiva: nuestras abuelas lo adoraban
- no es tóxico ni peligroso
- no es contaminante porque es biodegradable
- es barato y se conserva durante mucho tiempo
- se guarda con facilidad
- se encuentra sin problemas en todas las tiendas
- es ecológico y ayuda a conservar el planeta

¿CUÁLES SON SUS PRINCIPALES ACCIONES?

Se trata de una sustancia protectora: el bicarbonato de sodio tiene el poder de equilibrar el pH y de estabilizarlo. Por eso contribuye en al proceso digestivo de las sustancias ácidas.

- Es desodorante: ejerce una acción de barrera que impide la difusión en el aire de los malos olores procedentes de sustancias volátiles ácidas o fuertemente básicas.
- Es un polvo tipo levadura: el bicarbonato de sodio produce CO_2 cuando se calienta o se mezcla con

un elemento ácido (neutraliza el componente ácido transformándolo en CO_2). El gas producido de este modo, al entrar en contacto con la harina, la hace hincharse. El resultado es el aumento de volumen de la harina de trigo, antes de desaparecer.

- Corrige la dureza del agua: el bicarbonato disuelto en el agua evita que los iones de calcio se precipiten en forma de cal. En consecuencia, previene la formación de cal en los sanitarios o en el interior de electrodomésticos como el lavavajillas o la lavadora.

- Es un agente limpiador ligeramente abrasivo: el bicarbonato posee un considerable poder limpiador muy eficaz gracias a la presencia de pequeños cristales que raspan delicadamente las superficies sin arañarlas.

¿CÓMO HAY QUE UTILIZARLO?

- Para evitar los malos olores, podemos colocarlo en un bol o bien dejar el bote abierto para que absorba el mal olor.

- Espolvoreado directamente sobre las superficies, reaviva los colores de los tejidos y los desodoriza.

- Diluido en agua, sirve para limpiar, fregar y aumentar la potencia de los productos; suaviza la piel, alivia las inflamaciones, limpia los alimentos y evita los depósitos de cal.

- En forma de pasta, limpia en profundidad, por ejemplo los metales. La pasta se consigue con tres partes de bicarbonato y una de agua.

- Es un ingrediente esencial en muchas recetas, para elevar las masas, conservar el color original de los alimentos y hacerlos más digestivos.
- Si se echa directamente en el suelo o en el lugar que interese, mantiene alejados los insectos.
- En uso interno, debe diluirse en agua antes de tomarlo.

CUESTIONES PRÁCTICAS

¿Dónde podemos comprarlo?

El bicarbonato de sodio se encuentra fácilmente en las farmacias, parafarmacias, supermercados (en el pasillo de la sal, la harina, etc.), en colmados de barrio y en tiendas de dietética. A veces incluso en las droguerías.

Si lo compramos en las grandes superficies hay que estar atentos porque a menudo se encuentra junto a los botes de sal fina y se confunden. En efecto, puede estar presentado de manera tan idéntica que cuesta diferenciarlos. Puede presentarse en forma de un *brick* de cartón o, lo más común, en un bote de plástico cilíndrico con un disco giratorio en la parte superior que permite abrir el bote y que el bicarbonato pase a través de un agujero grande o de muchos pequeños (es decir, ¡exactamente igual que la sal fina!)

Los precios

Los precios pueden variar según las marcas, la cantidad de producto que haya en cada bote o el sitio donde lo compremos. Normalmente, en las grandes superficies el precio suele ser menor que en farmacias y parafarmacias o en colmados. Según mi propia experiencia, en los supermercados grandes los precios varían entre 1,5 y 2€

para un bote de 400 g, mientras que en las tiendas ecológicas lo podemos encontrar a 4 € el kg.

En lo que concierne a farmacias y parafarmacias, los precios varían según la voluntad de los propietarios.

La conservación

El bicarbonato de sodio se conserva muchísimo tiempo siempre que esté guardado en un armario al abrigo de la luz y la humedad. Podemos guardarlo en su envase original y resulta inútil guardarlo en otro tipo de recipiente, menos aún si se trata de un bote metálico. Debemos cerrar perfectamente el envase tras cada utilización porque el bicarbonato de sodio absorbe los malos olores de forma casi inmediata.

Medidas para su dosificación

- 1 cucharadita de café equivale a unos 5 g.
- 1 cucharada sopera equivale a unos 25 g.

Las marcas

Entre las marcas más vendidas en España se encuentran:

- Carmencita, bote cilíndrico de plástico.
- Sal Costa, en bote cilíndrico de plástico.

LA PRODUCCIÓN DEL BICARBONATO DE SODIO

En la actualidad, la mayor parte de la producción mundial de bicarbonato de sodio (aproximadamente el 70 %) se lleva a cabo mediante el procedimiento Solvay, a partir de sal y cal. El grupo belga Solvay, implantado en numerosos países, es el primer productor mundial de bicarbonato.

El resto de bicarbonato del mundo se extrae directamente de yacimientos naturales, mediante la explotación del natrón, que es una mezcla de sal y carbonato de sodio. En 1938 se descubrió un enorme yacimiento en Wyoming (Estados Unidos) durante una perforación petrolífera, en el valle del río Green. La explotación de dicho lago, evaporado hace millones de años, reemplazó la producción sintética del bicarbonato de sodio en Estados Unidos. Otras explotaciones de natrón se encuentran en África, particularmente Kenia, Chad y Tanzania.

USO INDUSTRIAL DEL BICARBONATO DE SODIO

El bicarbonato de sodio es ampliamente utilizado en la industria, gracias a su capacidad para mantener el pH a 8,1. Ejerce, pues, una acción en soluciones ácidas, pero también en las fuertemente alcalinas. Por esa razón, está presente en la composición de numerosos y variados productos.

Se emplea fundamentalmente en las industrias:
- metalúrgica
- alimentaria, sobre todo en la producción de bollería industrial y de bebidas efervescentes
- vidrio
- detergentes, en polvo y jabones
- productos químicos diversos y plástico

- productos farmacéuticos como las sales de frutas, los dentífricos y todos los medicamentos digestivos para tratar la pirosis gástrica
- aguas minerales bicarbonatadas como el agua de Vichy
- alimentación animal, como elemento equilibrador de la alimentación según la estación o como alternativa a la sal.

El bicarbonato de sodio en el día a día, dentro de casa

LA LIMPIEZA DE LA CASA

En nuestros días, utilizamos una gran cantidad de productos de limpieza para fregar, limpiar y hacer que nuestra casa brille. Los armarios están llenos de productos de todo tipo: a base de lejía, para pulir, desincrustantes, desengrasantes y capaces de matar todo microbio viviente. Cada botella está destinada a una tarea precisa. ¿Es ésta una necesidad real o una genialidad del marketing?

Más o menos eficaces, estos productos contienen un buen número de sustancias químicas. Algunas de ellas son inofensivas pero otras son realmente peligrosas y deben utilizarse con grandes precauciones. Los estudios realizados para comprobar el impacto de las sustancias químicas en la salud humana se desarrollan constantemente, de modo que acabamos por darnos cuenta de que una gran parte de los agentes limpiadores son agresivos para la piel y peligrosos para la salud.

En efecto, análisis y experiencia demuestran que, en los productos de limpieza, se encuentran sustancias cancerígenas, que provocan alergias o que son neurotóxicas.

Naturalmente, están presentes en pequeñas cantidades, lo cual parece que las convierte en «aceptables». Pero ¿y a la larga? ¿Y si se combinan entre ellas? ¿Qué pasa si las tocamos o si las inhalamos durante unas cuantas horas, cada día?

Además, dichos productos se eliminan en el agua y acaban acumulándose en el entorno. Tras muchos años de uso sin habernos preocupado lo más mínimo y con muy poco sentido común, actualmente se han convertido en una seria amenaza para nuestra salud y para la del planeta.

Este discurso no pretende ser alarmista, simplemente procura incitar a la prudencia. Cuando utilicemos productos para la limpieza doméstica, no olvidemos manipularlos con guantes porque podemos absorberlos a través de la piel. Tampoco conviene inhalarlos durante su uso. Claro que todo esto es muy fácil de decir porque ¿cómo vamos a limpiar una superficie o un objeto sin estar encima de ellos? La distancia máxima que podremos mantener siempre corresponderá a la longitud de nuestro brazo. ¡Y quién es el guapo que frota un objeto con un cepillo, el brazo completamente extendido, la cabeza echada para atrás y mirando de reojo! La verdad es que es imposible. Cuando fregamos estamos necesariamente en contacto con los productos químicos que usamos, aunque sea a través de la respiración.

Por nuestro propio bien y el del planeta, las alternativas naturales y no contaminantes son las que más debemos priorizar, dado que son realmente eficaces. Basta con recuperar las costumbres y los trucos de nuestras abuelas para el día a día en casa, reservando los productos químicos sólo para momentos de gran necesidad.

Entre los «viejos remedios», el bicarbonato de sodio no pasa de moda. Siempre se ha mantenido en el Top 10 y cada día gana más popularidad. Hay que darse cuenta de que es un producto formidable, con numerosos usos dentro de la casa. Una vez que se prueba, ya no se puede estar sin él.

El bicarbonato de sodio es útil para:
- reavivar los colores de alfombras y moquetas
- eliminar los malos olores en cualquier parte de la casa
- dejar como nuevos sillones y sofás
- limpiar cualquier superficie lavable
- pulir todo tipo de metales, incluso la plata
- dejar el cuarto de baño reluciente
- todos los cacharros de la cocina
- fregar el suelo
- limpiar azulejos
- desincrustar
- ablandar el agua
- extinguir pequeños incendios
- lavar la ropa
- combatir los ácaros
- mantener insectos y hormigas alejados…

Se trata de un verdadero producto polivalente de uso sencillo. No ofrece el menor peligro para nuestra salud, ni para la de nuestros hijos, tampoco para la de nuestros animales de compañía, los alimentos ni los muebles. Además, es barato y sale muy a cuenta a final de mes si contamos todos los productos que hemos dejado de comprar.

Algunos, llevados por el entusiasmo, hablan de «producto milagroso». No hay que pasarse llegando a tal extremo, pero sí que me atrevo a afirmar que jamás debe faltar en casa. Pensemos sólo en la alegría de no tener que volver a oler algunos productos para la limpieza, clásicos de toda la vida que huelen mal, como la lejía, y todo el espacio que vamos a ganar si sólo tenemos que comprar un bote de bicarbonato.

¡QUE LO SEPAS!

Para eliminar los malos olores en casa

Se recomienda tener mucha precaución a la hora de poner en casa ambientadores, tan de moda actualmente, porque se ha demostrado que liberan sustancias químicas que respiramos en casa. La reglamentación en vigor no habla de medidas ni límites para tales sustancias nocivas, algunas de las cuales son cancerígenas, aunque huelan bien. Pero si usamos regularmente bicarbonato, con su gran poder desodorante, eliminaremos los malos olores pudiéndolo colocar en todas partes. Al leer los siguientes apartados, descubriremos usos que ni siquiera se nos podrían ocurrir.

TRUCO

Para eliminar los malos olores de la casa, empecemos por abrir las ventanas para ventilar, cada día. Luego, diluyamos 2 cucharadas soperas de bicarbonato en ½ litro de agua, junto con el zumo de un limón, en un recipiente de boca ancha. Se deja actuar y el mal olor desaparece ¡como por arte de magia!

EN LA COCINA

En la cocina siempre hay que tener a mano un bote de bicarbonato. Es inimaginable hasta qué punto ese polvito blanco puede ser útil y eficaz. Sólo tenemos que vigilar que no haya humedad donde lo guardemos.

Con un solo producto limpiaremos los azulejos, los mármoles, la nevera, los cubos de la basura, los fogones, las fiambreras, las ollas y cacerolas, los grifos, el horno, el microondas, la vajilla... Basta con poner un poco de bicarbonato en un paño húmedo (o seco, según sea necesario) y frotar, enjuagar y secar, para que no quede ni una mancha. Por si fuera poco, el bicarbonato posee la virtud de eliminar los malos olores, tan frecuentes en la cocina cuando guisamos.

De igual modo, el bicarbonato forma parte de un montón de recetas ricas (*véase* el capítulo «Recetas culinarias con bicarbonato de sodio»).

Para limpiar el fregadero

- Usemos el bicarbonato de sodio en lugar del limpiador habitual. Hay que enjuagar bien tras haber frotado el fregadero con el bicarbonato, para que se vaya el polvo.
- Si el fregadero es de acero inoxidable, podemos añadir un poco de vinagre al bicarbonato. Si luego lo enjuagamos bien, el fregadero brillará estupendamente sin haber hecho esfuerzos.
- El bicarbonato también es útil para eliminar las manchas que se forman en un fregadero de cerámica o porcelana. Hay que frotarlas vigorosamente con un paño o estropajo húmedo y 1 cucharada sopera de bicarbonato. Si conviene, se repite la operación hasta que desaparezcan.

- Si las manchas son muy tenaces, echemos una cucharada de bicarbonato directamente sobre la mancha. Dejemos el bicarbonato actuar toda la noche y por la mañana se frota bien, hasta que desaparezcan.

Contra los malos olores del fregadero

Para eliminar los olores del armario que hay debajo del fregadero (sobre todo si ahí se guardan bayetas húmedas), deberemos colocar un recipiente lleno de bicarbonato, o bien dejar el bote abierto dentro del armario. Ese bicarbonato se cambia cada tres meses, y fuera malos olores.

Para los mármoles de la cocina

Para dejar los mármoles bien limpios, o la tabla de madera que usemos como banco de trabajo, utilizaremos una solución a base de 1 cucharada sopera de bicarbonato, 3 o 4 cucharadas soperas de vinagre blanco y 1 taza de agua caliente. Fregaremos mármoles o banco de trabajo con una esponja empapada en esta solución y luego lo enjuagaremos bien.

Para limpiar el horno

Espolvoreemos alrededor de 1 cucharada sopera de bicarbonato por la base del horno y frotemos todas las paredes con ayuda de un paño húmedo. Si el horno está muy sucio, podemos añadirle al bicarbonato un poco de sal gorda, para que el poder abrasivo y desincrustante sea mayor. Dejemos secar entre 1 y 2 horas y luego limpiemos con un paño. Es conveniente recordar que el horno se limpia mejor si está tibio ¡pero no intentemos hacer la operación con el horno caliente porque nos quemaremos!

Para limpiar el microondas

Dispongamos un bol con agua y 1 cucharada sopera de bicarbonato. Calentemos el bol hasta que salga vapor en el interior del microondas. Entonces podemos parar el aparato y secar las paredes con un paño seco y absorbente. La suciedad se irá con el vapor de agua.

Para limpiar la vitrocerámica o las placas de inducción

Coloquemos el equivalente a 1 cucharadita de café de bicarbonato sobre un paño húmedo y frotemos la vitrocerámica o las placas de inducción. Después hay que enjuagar y secar bien. El bicarbonato de sodio ¡no raya la vitrocerámica! Además, neutraliza los olores fuertes y desagradables que pueden quedar tras un guiso.

Si hay manchas importantes o incrustaciones, deberemos hacer una pasta con bicarbonato (3 partes de bicarbonato por una de agua) y aplicarla sobre las manchas toda la noche; a la mañana siguiente, al frotar ligeramente, desaparecerán incrustaciones y manchas.

Para limpiar la encimera

Para desengrasar la encimera de los fogones a gas, espolvoreemos bicarbonato por toda la superficie, directamente. Se deja actuar y se frota con una esponja húmeda. Después se enjuaga y se seca.

Contra los malos olores de la nevera o del congelador

Para eliminar los malos olores o los olores persistentes (como los del melón, el queso o la cebolla, por ejemplo), coloquemos un bol con 3 o 4 cucharadas soperas de bicarbonato dentro de la nevera o del congelador.

Dejémoslo actuar 2 o 3 días. Luego, si echamos ese bicarbonato en el cubo de la basura, lo aprovecharemos una vez más y los malos olores del cubo también desaparecerán.

A título preventivo, se puede dejar siempre un bol con bicarbonato en la nevera para que absorba todos los olores. Cada dos meses cambiaremos el bicarbonato y lo reutilizaremos para la basura.

En el lavavajillas

El bicarbonato de sodio permite eliminar los malos olores que puedan aparecer cuando hemos dejado platos sucios dentro del aparato. Si añadimos un puñadito de bicarbonato al detergente, los platos quedarán relucientes y el lavavajillas no olerá mal.

Para limpiar el aparato, añadiremos unos 100 g de bicarbonato, más o menos, para un lavado largo y bien caliente, con el lavavajillas vacío, como se hace periódicamente para mantenerlo limpio.

Para los cubos de la basura

Para una limpieza regular de los cubos de basura de la cocina, el bicarbonato de sodio nos ayudará a eliminar manchas, incrustaciones y malos olores sin esfuerzo. Bastará con espolvorear 2 o 3 cucharadas soperas de bicarbonato en el cubo y dejarlo actuar toda la noche. Por la mañana se enjuaga y se seca.

Para prevenir los malos olores, se coloca un poco de bicarbonato entre la base del cubo y la bolsa de basura. Dicho bicarbonato deberá cambiarse a menudo, por lo menos dos veces por semana.

Cuando usamos el bicarbonato para eliminar malos olores, podemos reciclarlo varias veces. Para el cubo de la basura utilizaremos el bicarbonato que hayamos usado antes en el armario de debajo del fregadero o de la nevera.

Para las cacerolas y las ollas un poco quemadas

Dejemos una noche en remojo la cacerola quemada con agua caliente y un vaso de bicarbonato. A la mañana siguiente, tiraremos el agua y verteremos un poco más de bicarbonato sobre las manchas quemadas que queden; luego echaremos un poquito de agua casi hirviendo sobre las manchas con el bicarbonato y lo dejaremos 30 minutos. A continuación frotaremos enérgicamente con una pasta de bicarbonato (3 partes de polvos y 1 parte de agua) y un estropajo. Después se enjuaga y se deja secar.

¡Para las cacerolas y las ollas que dejamos olvidados en el fuego!

Podemos recuperar el brillo del recipiente con un poco de paciencia y ánimo decidido para frotar. Llenemos la olla con agua caliente en la que diluiremos 3 cucharadas soperas de bicarbonato. La ponemos al fuego y la llevamos a ebullición durante 5 o 10 minutos. Dejemos que se enfríe, tiremos el agua y, luego, a frotar con toda la energía del mundo y un estropajo embadurnado de pasta de bicarbonato (3 partes de polvos y 1 de agua). Cuando esté lista, la enjuagaremos y la lavaremos normalmente como solemos hacer.

El bicarbonato de sodio no es adecuado para los cacharros de aluminio. Si los frotamos con bicarbonato ¡se pondrán negros y feísimos!

Para mantener ollas y sartenes impecables

Antes de meter las ollas y las sartenes en el lavavajillas, frotémoslos con un poco de pasta de bicarbonato de sodio (3 partes de polvo y 1 de agua) con ayuda de una esponja. Luego, los metemos en el lavavajillas y programamos el lavado habitual. ¡Saldrán impolutas!

Para limpiar las cafeteras exprés

Los amantes del café saben que jamás ¡jamás! debe lavarse la cafetera con jabón, porque acaban dando mal sabor al café. Por eso, lavar la cafetera con bicarbonato es la mejor solución. Ponemos el bicarbonato en un paño y frotamos la cafetera como si se tratara de un limpiametales. Su poder ligeramente abrasivo la limpia en profundidad sin dejar ni sabor ni olor.

Para limpiar otro tipo de cafeteras

Se siguen lo mismos pasos que con las cafeteras exprés.

Para limpiar el semillero

Si tenéis un semillero en casa para cultivar vuestros propios brotes, debéis saber que podemos limpiarlo regularmente con bicarbonato. Tanto si es de cerámica como si es de plástico, un semillero debe estar muy limpio siempre para evitar que salga moho. El poder abrasivo del bicarbonato permite una limpieza profunda sin necesidad de utilizar productos que dejarían olores poco compatibles con el semillero porque podrían pasarlos a los brotes. Verteremos un poco de bicarbonato tanto en las partes internas como en las externas del semillero, frotando con un paño húmedo y enjuagándolo luego cuidadosamente. Como medida de higiene, podemos dejar en remojo las diferentes partes del semillero durante toda la noche, en 1 litro de agua con 2 o 3 cucharadas soperas de bicarbonato. Esta operación evitará la aparición de moho y el desarrollo de gérmenes.

Para que los vasos brillen

Si queremos unos vasos, además de limpios, brillantes y sin manchas de cal, empecemos por llenarlos de agua caliente –caliente, no hirviendo– y añadámosle 1 cucharada sopera de bicarbonato. Luego frotaremos los vasos con una esponja suave, que no raye, y enjuagaremos los vasos con agua caliente o tibia. Tras dejarlos escurrir, los secaremos con un paño limpio.

TRUCO

Podemos añadir zumo de limón y el poder abrasivo efervescente aumentará sin dañar los vasos.

Para fregar los platos a mano

Cuando freguemos los platos a mano, añadamos más o menos 2 cucharadas soperas de bicarbonato al agua de lavado. Aumentará la eficacia del lavavajillas habitual.

Además, el bicarbonato de sodio ayudará a neutralizar los malos olores.

Para limpiar el robot de cocina

Si queremos eliminar los restos de alimentos de los diferentes utensilios del robot de cocina, la batidora o la picadora, bastará con lavarlos con bicarbonato después de usarlos. En el bol del robot, por ejemplo, podemos poner 1 litro de agua bien caliente (la cantidad de agua dependerá de la capacidad de cada robot) con 2 cucharadas soperas de bicarbonato. Cerremos entonces el aparato y pongámoslo a funcionar unos 30 segundos. Luego, lo lavamos como de costumbre y quedará impoluto sin el menor esfuerzo.

Para las botellas y los tarros de cristal

Para limpiar mejor las botellas y los tarros en los que guardamos aceite, vinagre y otras sustancias, deberemos llenarlos con agua bien caliente y un poco de bicarbonato (la cantidad dependerá del volumen de la botella o tarro. A título orientativo, podemos poner 1 cucharadita de bicarbonato por cada litro de agua). Cerremos la botella o el tarro, agitémoslo bien y dejémoslo reposar unos 10 minutos. Luego, lavamos el recipiente normalmente. Este prelavado absorberá los residuos de aceite, vinagre, vino, etc.

TRUCO

Podemos usar este procedimiento para todos los recipientes de cristal.

Para las fiambreras

Podemos lavar todas las fiambreras y recipientes de plástico en los que conservemos alimentos frotándolos con un paño en el que habremos dispuesto pasta de bicarbonato, esto es, 3 partes de bicarbonato por 1 de agua.

Si las fiambreras se han puesto amarillentas o si quedan pegajosas por mucho que las lavemos, dejémoslas en remojo toda la noche con agua muy caliente, 1 vaso de bicarbonato y 1 vaso de vinagre blanco. Por la mañana, las lavaremos normalmente y quedarán perfectas.

Para todas las superficies en contacto con la comida

Para limpiar todas las superficies que están en contacto con los alimentos, como por ejemplo las tablas de madera para cortar, limitemos al máximo el uso de detergentes químicos que pueden pasar un sabor raro a los alimentos. Frotémoslas regularmente con bicarbonato y una esponja ligeramente humedecida, enjuagando bien después.

Contra el mal olor de los paños de cocina

Para eliminar el mal olor de los paños, que suele provenir de algunos alimentos, dejémoslos en remojo toda la noche en 1 litro de agua caliente, más o menos, con 3 o 4 cucharadas soperas de bicarbonato de sodio. Por la mañana, los enjuagamos bien y los ponemos a secar.

Contra el mal olor de los guantes de fregar

Seguramente todos hemos comprobado que los guantes de goma que usamos para fregar acaban oliendo mal. Para remediarlo la solución es poner un poco de bicarbonato en el interior (y si lo creemos necesario también podemos guardarlos con bicarbonato en contacto con el exterior). Dejemos el bicarbonato actuar durante unas horas. Después, sacamos el bicarbonato y le damos la vuelta a los guantes para eliminar bien los restos de polvo del interior. Los guantes ya no olerán mal y podremos seguir usándolos sin problema mucho tiempo. La operación se repetirá cada vez que sea necesario.

Para mantener desatascadas las tuberías

Para evitar atascos en las tuberías del fregadero, utilicemos una mezcla compuesta por 1 cucharada sopera de bicarbonato diluido en 10 cl de vinagre blanco. Vertamos la mezcla en el fregadero e incorporemos enseguida agua hirviendo. La operación deberá efectuarse periódicamente.

Para extinguir los pequeños incendios en los fogones a gas

Para nuestra seguridad, tengamos siempre a mano un bote de bicarbonato cerca de los fogones. Un poco de grasa sobre el fuego puede desencadenar un fogonazo. En caso de necesidad, no dudemos en tirar bicarbonato sobre las llamas. Se extinguirán de inmediato.

TRUCO

Tengamos también a mano un bote de bicarbonato cuando hagamos barbacoas de carne o de pescado. Ese polvo blanco será de suma utilidad ¡si las llamas se animan en exceso!

EN EL CUARTO DE BAÑO Y LOS LAVABOS

En casa hay que tener siempre, como mínimo, un par de botes de bicarbonato, uno en la cocina y el otro en el cuarto de baño o en el aseo, tanto para nuestra higiene personal como para temas de belleza (*véase* el capítulo «El bicarbonato de sodio para la higiene personal, la belleza y el confort»).

Para limpiar los azulejos
Para la limpieza regular de los azulejos del cuarto de baño, frotémoslos con un paño húmedo sobre el que habremos espolvoreado un poco de bicarbonato de sodio. Luego hay que enjuagar y secar.

Para limpiar a fondo los azulejos de aseos y baños
Cuando los azulejos de aseos y baños estén realmente sucios, disolvamos 2 vasos de bicarbonato de sodio en 1 cubo de agua hirviendo (la cantidad de bicarbonato, en realidad, dependerá del tamaño de nuestros vasos y del cubo). Para no quemarnos, utilizaremos guantes. Lavaremos las baldosas con un estropajo y luego las enjuagaremos.

Para limpiar bañeras, lavabos y bidés
Podemos limpiar todos los sanitarios del cuarto de baño, grifería incluida, con una esponja en la que habremos puesto pasta de bicarbonato, a base de 3 partes de polvo y 1 de agua muy caliente. Frotaremos con la esponja, enjuagaremos y secaremos. Esta operación, repetida periódicamente, evita la formación de depósitos de cal.

Para eliminar la cal

Si tenemos restos de cal en los grifos o en el lavabo, deberemos espolvorearlos con bicarbonato, mojarlos un poco y dejar el bicarbonato actuar unas cuantas horas. Después, frotaremos enérgicamente con un cepillo para que las manchas desaparezcan el máximo posible. Tras enjuagar, si quedan restos podemos repetir la operación tantas veces como sea necesario.

Para un mantenimiento regular que evite formaciones persistentes de cal, espolvoreemos los grifos periódicamente con bicarbonato y frotemos con un estropajo o una esponja ligeramente húmedos. Después se enjuaga y se seca para que brille.

Para la mampara de la ducha

Frotemos regularmente los cristales de la mampara con bicarbonato de sodio espolvoreado sobre una esponja húmeda. Después enjuaguemos y si queremos que brillen mucho las tendremos que secar bien.

Podemos limpiar del mismo modo los azulejos y la grifería de la ducha.

Si tenemos cortinas en la ducha o en la bañera, las podemos espolvorear igualmente con bicarbonato y frotarlas con un cepillo húmedo para acabar enjuagándolas.

Para la alfombrilla de la ducha

Si queremos eliminar restos de moho que pueden aparecer en la alfombrilla de la ducha, la que usamos para no resbalar en el interior, espolvoreémosla con bicarbonato. Dejemos que actúe unos 30 minutos y luego frotemos con un cepillo húmedo. Luego se enjuaga, y listos.

Para limpiar cepillos, peines y todo el neceser

Los cepillos, peines, rulos, pinceles de teñir el pelo, esponjas y todo lo que usamos para el cuidado de nuestro aspecto no son, a la larga, más que nidos de bacterias. Los podemos limpiar regularmente con bicarbonato de sodio, que reemplaza eficazmente a un gran número de productos ¡que salen carísimos!

Modo de empleo: Antes de empezar, retiremos los cabellos que estén adheridos a peines y cepillos o a los rulos. Disolvamos después de 2 a 4 cucharadas soperas de bicarbonato de sodio en agua bien caliente. Sumerjamos el material a limpiar en esta solución y dejemos que pasen en ella toda la noche. Por la mañana, lo enjuagaremos todo perfectamente y dejaremos que se seque al aire.

Para la taza del inodoro

Podemos limpiar la taza de inodoro con bicarbonato de sodio, como mantenimiento regular y periódico. Si la suciedad es importante y hay incrustaciones, podemos añadir vinagre o zumo de limón. Mezclemos ambos productos y apliquémoslos a la taza. Dejemos que actúen toda la noche y por la mañana frotemos enérgicamente, añadiendo más bicarbonato si lo creemos necesario.

PARA EL DORMITORIO

Para reavivar y desodorizar la moqueta

Antes de pasar la aspiradora, espolvoreemos con bicarbonato de sodio. Dejemos que éste actúe durante una hora aproximadamente y luego pasemos la aspiradora.

Si queremos dejar un perfume agradable en toda la habitación, mezclemos unas gotas de aceite esencial de lavanda, de bergamota o de ylang-ylang al bicarbonato, antes de espolvorearlo. Además, los aceites esenciales ¡tienen propiedades relajantes!

Para el colchón

Para combatir la proliferación de ácaros, ventilemos cada día las habitaciones y cambiemos regularmente las sábanas. Procedamos a una operación de limpieza mensual consistente en espolvorear bicarbonato de sodio sobre el colchón, dejemos actuar y luego pasemos el aspirador.

Para las alfombrillas de la cama

Para desodorizar las alfombrillas y limitar la proliferación de ácaros, espolvoreemos bicarbonato sobre las alfombrillas, dejemos que actúe y pasemos la aspiradora o sacudámoslas muy bien.

PARA LOS DORMITORIOS DE LOS NIÑOS

Para limpiar los juguetes

Frotemos los juguetes de los niños con bicarbonato. Enjuaguémoslos y sequémoslos. Quedarán perfectamente limpios sin necesidad de usar productos químicos que pudieran ser tóxicos.

Para los colchones

Espolvoreemos con bicarbonato los colchones de los niños y dejemos que actúe unos 30 minutos. Después se pasa al aspiradora. El bicarbonato de sodio elimina todos los olores y protege contra la proliferación de ácaros.

Para los pequeños «accidentes» nocturnos en la cama

Para reparar esos accidentales pipís en la cama, espolvoreemos las partes mojadas de las sábanas y del colchón con bicarbonato. Con ello, neutralizaremos la acidez de la orina que provoca el mal olor. Después, lavaremos las sábanas normalmente y aspiraremos el colchón.

Si espolvoreamos con bicarbonato el colchón, cada día, dejándolo actuar unos minutos y pasando la aspiradora después, no desprenderá malos olores nunca.

Para la cunita del bebé

Para el mantenimiento regular de la cuna, frotemos los barrotes de la cuna o del moisés con una esponja húmeda y bicarbonato. Enjuagar y secar después.

Para todo el material del bebé

Lavaremos todas las partes lavables del cambiador, de la trona, el orinal, el parque, el cuco y la maxi-cosi del coche con una esponja húmeda y bicarbonato. Frotar bien, enjuagar y secar.

Para los escritorios de los estudiantes

Si tenemos que limpiar escritorios y pupitres de los niños, sobre los cuales se dan el gustazo de escribir y dibujar con rotuladores y bolígrafos, utilicemos una esponja húmeda con bicarbonato de sodio. Frotemos tanto como sea necesario hasta que desaparezcan los garabatos, para enjuagar y secar a continuación. Antes de practicar este tipo de limpieza, asegurémonos que la superficie del escritorio sea lavable, haciendo una pequeña prueba en algún rinconcito escondido del pupitre.

EN EL SALÓN

Para las alfombras
Para eliminar los malos olores de las alfombras del salón, o bien para reavivar sus colores, espolvoreémoslas con bicarbonato, dejando que éste actúe unos 30 minutos, para pasar el aspirador después.

Para sofás y sillones
Sofás y sillones pueden limpiarse siguiendo las indicaciones del fabricante o según nuestras propias costumbres, pero también podemos espolvorearlos con bicarbonato, dejarlo actuar 30 minutos y cepillarlos después. Con ello reavivaremos los colores de los tejidos.

Según el material de que estén hechos, también podemos disolver bicarbonato en agua tibia y frotar las butacas, enjuagándolas bien y dejando que se sequen.

¡PRECAUCIÓN!

Antes de limpiar un sofá o una butaca con bicarbonato, hagamos una prueba en algún rincón escondido para ver la reacción del material. Si no se altera en absoluto, podremos continuar con el resto de la pieza.

EN GENERAL

Para pulir plata, cobre y otros metales
Para que la plata, los objetos chapados, el cobre y cromo brillen como los chorros del oro, mezclemos sal con bicarbonato y un poco de agua. Con ayuda de una esponja, frotemos cada objeto con esta mezcla hasta que brillen. La operación puede repetirse sin miedo tantas veces como sea necesario. También podemos usar este método para pulir los objetos de acero inoxidable.

¡OJO!

No debe ponerse jamás el aluminio en contacto con el bicarbonato, de lo contrario, acabaremos con un objeto ennegrecido y muy feo.

Para limpiar las puertas de la casa y las de los armarios
Espolvoreemos un poco de bicarbonato de sodio sobre una bayeta de microfibra, húmeda. Pasemos la bayeta por las puertas para eliminar las marcas de dedos de las puertas de la casa y las de los armarios de cocina, del baño, de la ropa, etc.

Para conservar mejor las flores en un jarrón

Incorporemos al agua del jarrón una pizca de bicarbonato. Este truco permite conservar las flores con aspecto fresco durante más tiempo.

Para los ceniceros

Pongamos un poco de bicarbonato en los ceniceros para eliminar los malos olores del tabaco. El bicarbonato deberá cambiarse cada vez que vaciemos los ceniceros.

En la lavadora

El bicarbonato de sodio permite mejorar la eficacia del detergente que pongamos en la lavadora. Gracias a su acción, aumenta la eliminación de la suciedad en las fibras.

Elimina todo tipo de olores sin enmascararlos con un montón de perfumes.

Si necesitamos actuar con verdadera contundencia en este terreno, a causa de la persistencia de determinados olores, añadamos 1 cucharada sopera de bicarbonato también en el agua del aclarado.

Si los malos olores son, por alguna razón, tenaces hasta la saciedad, espolvoreemos la ropa afectada con bicarbonato antes de lavarla. Dejémosla con el bicarbonato toda la noche y metámosla en la lavadora al día siguiente.

¡PRECAUCIÓN!

Cuando se trate de tejidos delicados, como la lana o la seda, deberemos emplear productos específicos para ellos. El bicarbonato de sodio no es adecuado para la lana ni la seda.

Para dar un delicado perfume a nuestra colada, podemos añadir unas gotas de aceite esencial de lavanda, limón, naranja, etc. al agua de lavado o de aclarado.

Para conservar mejor la lavadora

El uso regular del bicarbonato de sodio evita la acumulación de cal en las paredes y las cañerías de la lavadora. Para un mantenimiento continuado, añadamos 1 cucharada sopera de bicarbonato en cada lavado o en el agua del aclarado.

Como medida preventiva para la conservación de la máquina, se aconseja también efectuar, una vez al mes, un lavado sin ropa al que añadiremos bicarbonato.

En el armario zapatero

Para neutralizar los malos olores de los armarios de zapatos, coloquemos un pequeño bol con bicarbonato —o directamente el bote de bicarbonato abierto—. Renovemos el polvo cada 3 meses.

Un producto de mantenimiento suave para todos los usos

Si queremos contar con un producto válido para limpiarlo todo, disolvamos 4 o 5 cucharadas soperas de bicarbonato de sodio en 1 litro de agua. Mezclemos bien y limpiemos con esa solución todas las superficies lavables.

43

Para alejar una invasión de hormigas

Cuando encontremos esos bichitos negros correteando por la casa sabremos que es el momento de pasar a la acción. Antes de nada fregaremos bien el suelo. Una vez seco, echaremos bicarbonato de sodio a lo largo de todo el recorrido que siguen las hormigas, hasta el lugar de la casa por donde entren. El bicarbonato debe echarse en los zócalos de las paredes, a lo largo de la abertura de las puertas y en todos los lugares que usen para entrar, a fin de crear una frontera eficaz a partir de la cual no puedan pasar.

El bicarbonato de sodio, día a día, en el jardín, los balcones y las terrazas

Un fungicida para las plantas

Para eliminar los hongos de los rosales o de cualquier otra planta enferma, podemos fabricar un fungicida barato y muy eficaz. Haremos una solución compuesta por aproximadamente 5 litros de agua y 2 cucharadas soperas, rasas, de bicarbonato de sodio. Vaporizaremos dicha solución sobre las plantas enfermas, en cuanto detectemos el problema. Repetiremos la operación una vez por semana y después de que haya llovido. Para prolongar el tiempo de acción del bicarbonato que se irá con la lluvia, hay quien aconseja incorporar a la solución un poquito de jabón suave (un par de cucharadas serán suficientes).

El bicarbonato de sodio es particularmente eficaz con el mildiu de los rosales, de las calabazas, de los cítricos, de los pepinos y contra el moho gris.

Para proteger las flores de los parásitos

Mezclemos una cucharadita de bicarbonato con 3 cucharadas soperas de aceite de oliva. Echemos 6 cucharaditas de esta mezcla en 1 litro de agua y vaporicemos con ella toda la planta, incluidas las flores. Realizaremos esta operación de manera preventiva un par de veces al mes para mantener las plantas protegidas de los parásitos.

Para limpiar los muebles del jardín
Podemos limpiar los muebles del jardín o del patio con una solución compuesta por 1 litro de agua caliente, un poco de lavavajillas y una cucharada sopera de bicarbonato de sodio. Tras frotar, se enjuagan y se secan.

Para los cojines
Cuando recuperemos cojines que hemos tenido guardados durante meses, los espolvorearemos con bicarbonato para eliminar los malos olores y el posible moho. Dejemos actuar varias horas y luego pasemos la aspiradora. Repitamos diversas veces esta operación si persiste algún olor.

Contra las malas hierbas
Si tenemos un caminito de adoquines, podemos echar bicarbonato entre las piedras para evitar o ralentizar el crecimiento de malas hierbas entre ellos. Podemos usar el mismo método en cualquier parte del jardín o de la terraza, allá donde las hierbas quieran invadirnos.

Para quitar manchas de aceite del pavimento
Para que desaparezcan las manchas de aceite del pavimento, mojemos cada mancha y espolvoreemos bicarbonato por encima. Dejemos que el bicarbonato actúe

durante unas cuantas horas y después frotemos con un cepillo. Si, tras enjuagar, la mancha sigue viéndose, repitamos la operación hasta que desaparezca por completo.

Para limpiar los utensilios de la barbacoa

Si, tras su uso, los utensilios de la barbacoa quedan particularmente sucios y llenos de grasa requemada e incrustada, dejémoslos en remojo toda la noche en 1 litro de agua en la que habremos disuelto 3 o 4 cucharadas soperas de bicarbonato de sodio. Luego los frotaremos con una esponja bien empapada en bicarbonato, para facilitarnos el raspado. Después se enjuagan y se secan.

El bicarbonato de sodio, día a día, en el coche

Pensemos en llevar siempre en el coche un bote de bicarbonato de sodio. ¡Nos será útil en muchas ocasiones!

Contra el olor a tabaco

Si tenemos la costumbre de fumar en el coche, o si conducimos con alguien que ha fumado en él, podemos eliminar ese desagradable olor que dejan las colillas. Espolvoreemos el cenicero con bicarbonato de sodio. Dejemos que actúe unas cuantas horas y luego tiramos el bicarbonato. El olor debería empezar a desaparecer al cabo de una media hora. Si una sola operación no basta, entonces la podemos repetir tantas veces como sea necesario.

Para quitar las manchas de savia de la carrocería

Si vemos gotas de savia en la carrocería, después de haber aparcado el coche debajo de un árbol, pongamos bicarbonato en una esponja ligeramente húmeda y frotemos sobre las manchas. Después se enjuaga y se seca normalmente.

Para conservar el coche en buen estado

Podemos lavar regularmente el parabrisas y los faros del coche con una esponja húmeda empapada en pasta de bicarbonato de sodio (3 partes de bicarbonato por 1 de agua). Frotemos bien los bornes, enjuaguemos y sequemos. Algunas personas acaban esta operación aplicando un poco de vaselina en los bornes.

Para limpiar la tapicería del coche

Deberemos sacar los asientos del coche, echarles bicarbonato de sodio por encima y cepillarlos enérgicamente con un cepillo húmedo. Luego se retira lo mejor posible todo el bicarbonato y se dejan secar. Si hay manchas persistentes, se tratan nuevamente y por separado.

Para eliminar el mal olor de la tapicería

Llevaremos a cabo la misma operación que para limpiar normalmente la tapicería, pero dejaremos el bicarbonato actuando una hora antes de cepillar.

Y por si fuera poco...

Contra el mal olor del garaje
Para eliminar el mal olor del garaje, y/o de la bodega, dejaremos un bol de bicarbonato de sodio para que absorba los malos olores. El contenido del bol deberá cambiarse periódicamente, dependiendo del tiempo que pase hasta que vuelvan los malos olores.

Para retirar el moho del estuco
Se hace una pasta con 3 partes de bicarbonato de sodio y 1 de agua. Se aplica la pasta sobre las trazas ennegrecidas y se frota enérgicamente con un cepillo de púas duras.

Para el agua de la piscina
Quien tenga la suerte de tener piscina en casa, puede mantener el agua bien limpia, con un pH ligeramente alcalino, utilizando bicarbonato de sodio. Bastará con añadirlo al resto de productos que usamos habitualmente.

El bicarbonato de sodio para los animales de compañía

Para «perfumar» al animal de compañía

Si nuestro pequeño compañero cuadrúpedo huele mal, deberemos espolvorear bicarbonato por su pelo. El bicarbonato debe penetrar hasta la raíz del pelo del perro o del gato, cosa que se puede conseguir con un agradable masaje. Después lo cepillaremos cuidadosamente. Durante un tiempo no olerá mal. Cuando reaparezca el mal olor, se repite la operación.

Para el mal aliento del perro

Si el perro tiene mal aliento, podemos cepillarle los dientes con bicarbonato, que dispondremos en un cepillo húmedo. Después se le enjuaga la boca.

Para el baño del perro

Para que el pelo del perro quede brillante como una patena, añadamos 2 o 3 cucharadas soperas de bicarbonato por cada litro de agua de su baño. Luego lo enjuagamos bien.

Para las camitas de perros, gatos, pájaros y roedores

Pongamos un poco de bicarbonato de sodio en el fondo de la cama de la mascota, debajo de la manta o el colchoncito. Eso permitirá eliminar los malos olores.

Para limpiar las jaulas o las casetas de los animalitos

Lavemos regularmente las jaulas o las casetas de los animales de compañía con una esponja húmeda espolvoreada con bicarbonato de sodio. Luego enjuaguemos y dejemos secar.

Echar, dos veces por semana, bicarbonato en la jaula, especialmente cuando se trata de animales que pasan mucho tiempo en ellas, como pasa con los conejos, los ratoncitos, los cerdos vietnamitas o los pájaros. Dejar que actúe el bicarbonato durante una hora, por lo menos, y después aspirar antes de devolver el animal a la jaula o caseta. Eso eliminará los malos olores o, en casos difíciles, los atenuará.

Para limpiar los juguetes de los animales

Limpiemos periódicamente los juguetes de los animales dejándolos en remojo toda la noche en 1 litro de agua caliente con 4 cucharadas soperas de bicarbonato de sodio. Por la mañana, se frotan y se lavan normalmente y se enjuagan bien.

Contra el olor a orina dentro de casa

Para eliminar el mal olor que deja un chorrito de pipí de nuestra mascota en una alfombra o en la moqueta, hay que limpiarla inmediatamente. Después se echa encima bicarbonato y se deja actuar aproximadamente 1 hora. A continuación se pasa la aspiradora.

Contra las pulgas de perros y gatos

A las pulgas no les gusta nada el sabor alcalino del bicarbonato de sodio. Así que si descubrimos pulgas en nuestro pequeño cuadrúpedo, no tenemos más que echar mano del bote de bicarbonato. Espolvoreemos el polvo sobre el animalito. Luego le damos un masaje para que el bicarbonato penetre por el pelo y llegue a todas partes. Dejemos que actúe unas cuantas horas. Posteriormente le damos un baño. Esta operación permite deshacerse de un buen número de pulgas y, además, la podemos repetir sin problemas.

El bicarbonato de sodio
en la cocina

Ningún buen cocinero del mundo se echará las manos a la cabeza si le decimos que usamos bicarbonato de sodio para preparar nuestros guisos preferidos.

El bicarbonato no forma parte de los principales ingredientes de nuestras recetas, en efecto, pero es la base de numerosos trucos que nos ahorran tiempo, nos permiten digerir mejor ciertos alimentos y nos ayudan a conseguir mejores texturas en algunos platos. Además, consigue una limpieza óptima de frutas y verduras, ayuda a la cocción de las legumbres, ablanda alimentos fibrosos y, sobre todo, en América lo saben bien, eleva las masas para tartas y pasteles.

Una vez más, nuestros polvos mágicos nos son útiles para muchas cosas y nos proporcionan trucos para guisar mejor ¡siempre y cuando los ingredientes sean buenos, naturalmente!

Para lavar fruta y verdura

Para lavar la fruta y la verdura de manera eficaz, la sumergiremos en un baño de agua en la que habremos diluido una buena cucharada sopera de bicarbonato. Las dejamos en remojo entre 20 y 30 minutos. Esta operación permite eliminar la mayor parte de pesticidas y conservantes presentes en la piel de la fruta y la verdura.

Para lavar la piel de los cítricos

La piel de limones, naranjas y demás cítricos puede secarse, incorporarse a pasteles, añadirse a infusiones para aromatizarlas, formar parte de cremas, confituras... Después de haberlas cortado con un cuchillo o un pelaverduras, las podemos limpiar bien metiéndolas en agua con 1 cucharada sopera de bicarbonato de sodio.

Para limpiar fruta y verdura

Dado que siempre estamos preocupados por los pesticidas que puedan contener frutas y verduras, he aquí un procedimiento para eliminarlos. Espolvoreamos bicarbonato sobre nuestras manos húmedas. Cogemos una pieza de fruta o verdura y la frotamos bien con las manos; dosificaremos la cantidad de bicarbonato en función de la fragilidad de la fruta. Cuanto más resistente sea la piel, más bicarbonato podremos usar. Los productos químicos de la superficie de la fruta o verdura serán así neutralizados. Enjuaguemos perfectamente antes de consumir.

Para conservar el color verde de las verduras

Si queremos que las verduras verdes conserven su vivo color tras la cocción, añadamos una pizca de bicarbonato al agua de la cocción. Recordemos no cocer demasiado las verduras ¡crujientes están más buenas y conservan mejor todas sus propiedades!

Para cocer rápidamente las legumbres

Los expertos en la materia afirman que añadir bicarbonato de sodio al agua de cocción de la legumbre, acorta notablemente el tiempo de cocción, preservando al máximo sus cualidades nutritivas y gustativas, a la vez. Así, este truco permite reducir entre un 30 y un 50% el tiempo de cocción de los garbanzos, lentejas, alubias blancas, alubias pintas...

Además, la legumbre conservará su color original.

Para elevar bizcochos, tartas y bollería

Para elevar la masa de nuestros pasteles, magdalenas y otras pastas, basta con sustituir la bolsita de levadura por una cucharadita de café de bicarbonato de sodio, mezclado con la harina (1 cucharadita por cada 500 g de harina).

En contacto con un líquido o bien sometido a una temperatura que pase de los 70 °C., el bicarbonato produce gas carbónico. Éste, antes de salir de manera natural, hincha la proteína de la harina, el gluten, que es muy elástico. En consecuencia, permite a la masa elevarse y conseguir texturas más esponjosas.

¡EL NO VA MÁS!

El bicarbonato de sodio es mucho más barato que la levadura química que suele venderse en bolsitas o en latitas, y además produce el mismo efecto, más eficaz si cabe.

Para digerir mejor pasteles y galletas

El bicarbonato de sodio tiene la capacidad de hacer los bizcochos y las galletas caseras mucho más digestivas, más ligeras y más esponjosas (mientras respetemos la dosis: 1 cucharadita de café por cada 500 g de harina).

Para mejorar el aspecto de las tartas de chocolate

Si queremos que las tartas de chocolate se vean más oscuras, con un chocolate de color marrón oscuro, no tenemos más que incorporar una cucharadita de bicarbonato a la harina, antes de añadir el resto de ingredientes. Tras la cocción, la tarta de chocolate tendrá verdadero color de chocolate.

Para triunfar haciendo tartas heladas

Para que las tartas heladas nos queden esponjosas y que puedan cortarse con facilidad, en lugar de encontrarnos con un bloque de hielo que se rompe al intentar cortarlo, sólo tendremos que añadir una cucharadita de bicarbonato. Así podremos cortar la tarta helada con total facilidad.

Para eliminar el olor durante la cocción de ciertos alimentos

Para evitar que toda la casa acabe oliendo mal al cocer alimentos como la coliflor, bastará con echar una cucharadita de bicarbonato al agua de la cocción. Los olores serán mucho más discretos.

Para triunfar con una salsa de tomate

Si nuestro estómago se resiente con los alimentos ácidos, podemos rectificar la acidez de esta salsa con una pizca de bicarbonato durante el sofrito.

Algunas personas añaden azúcar para rectificar la salsa de tomate ácida, pero el azúcar sólo enmascara el sabor, sin evitar el eventual ardor de estómago. El bicarbonato, sin embargo, elimina verdaderamente el pH demasiado ácido.

Para montar mejor las claras a punto de nieve

Añadamos una pizca de bicarbonato a las claras antes de batirlas y montarlas: además de montar más fácilmente, quedarán más firmes. El bicarbonato no reemplaza ningún ingrediente en la receta, sólo se añade.

Para que las tortillas salgan muy esponjosas

Añadamos una pizquita de bicarbonato cada dos huevos y batámoslos vigorosamente. Una vez cocida, la tortilla será mucho más esponjosa.

Para hacer zumos de fruta gaseosos

Para convertir un simple zumo de frutas en una experiencia chispeante, añadamos una pizca de bicarbonato de sodio al vaso. ¡El efecto efervescente está asegurado!

En los zumos cítricos

Si nos queremos dar el gusto de un zumo de cítrico burbujeante, relajante y que conserve todas sus propiedades nutritivas, al tiempo que se reduce la acidez que puede atacar al estómago, no tenemos más que añadir una pizca (o más, todo depende de nuestros gustos) de bicarbonato en el zumo de naranja, limón, pomelo, mandarina o cualquier otro cítrico. El bicarbonato eliminará la acidez y convertirá el zumo en una experiencia burbujeante.

Para disminuir los gases intestinales provocados por las legumbres

Para eliminar, o suavizar –no todos reaccionamos igual ante las mismas experiencias–, el gas que produce la ingesta de legumbre en nuestros intestinos, particularmente los gases provocados por las judías secas, basta con cocinarlas con una pizca de bicarbonato de sodio.

Para hacer los garbanzos más digestivos

Si ponemos una cucharadita de bicarbonato de sodio en el agua de cocción, los garbanzos serán más fáciles de digerir y, además, quedarán mucho más blandos.

En los dulces hechos en casa

Podemos reducir considerablemente la acidez de muchas confituras, gelatinas y mermeladas caseras. Basta con añadir y mezclar perfectamente un poquito de bicarbonato de sodio en la preparación, justo después de la cocción.

En la fruta particularmente ácida

Si nuestro estómago digiere mal frutas ácidas como el pomelo, la piña, las naranjas o las mandarinas, podemos reducir su acidez de la siguiente manera: tras haber pelado la fruta y haberla cortado en trozos, la espolvoreamos con una pequeña cantidad de bicarbonato de sodio. No mucho, porque el bicarbonato tiene un matiz salado que no combina bien con la fruta.

Contra la acidez del ruibarbo

Antes de cocinar ruibarbo para hacer tartas, salsas o confituras, dejémoslo en remojo en un poco de agua fría a la que habremos añadido 1 cucharada sopera de bicarbonato de sodio. Luego, escurrimos el ruibarbo y lo enjuagamos bien. Esta operación habrá eliminado gran parte de su acidez. ¡Y podremos añadir menos azúcar a la receta!

Para ablandar la carne

1. Para que la carne estofada o a la brasa quede más blanda, bastará con añadir una pizca de bicarbonato de sodio en el agua o en el jugo de la cocción.
2. Para ablandar un trozo de carne grande, deberemos frotarla con bicarbonato, dejarla reposar por lo menos un par de horas y después cocinarla como tengamos previsto. La carne estará más melosa y su sabor no se verá alterado en absoluto por el bicarbonato. Además, si en ese trozo de carne hay un hueso, se despegará de él con mayor facilidad.
3. Lo mismo puede hacerse para ablandar pollos o aves de corral y también para las aves de caza, dado el problema que representa desplumar dichas aves. Para facilitar la tarea, se sumerge la pieza en agua hirviendo en la que habremos diluido una cucharadita de bicarbonato. Así, las plumas del animal saldrán con facilidad.

Para atenuar el fuerte olor de la carne de caza

La carne de caza no se ingiere inmediatamente después de haber cazado la pieza, porque tiene que dejarse unas horas para que se ablande. Durante ese tiempo, y para atenuar el fuerte olor que desprende, podemos espolvorear la pieza con bicarbonato de sodio, sobre todo en sus cavidades. Después se enjuaga bien antes de cocinarla.

Si, a pesar de todo, la carne conserva aún un olor fuerte, podemos dejarla toda la noche en remojo en agua fría con 1 cucharada de bicarbonato disuelta. Durante ese tiempo, la carne deberá estar en la nevera. Esta operación nos permitirá eliminar o atenuar también el sabor fuerte y terroso que algunas personas no soportan de la carne de caza.

Para desplumar las aves

El que tenga la suerte de poder comprar sus pollos directamente del corral o si tiene un amigo cazador que le proporciona una parte de su caza, sabrá también la dificultad que comporta arrancar las plumas. Para facilitar dicha labor, sumergiremos momentáneamente la pieza en agua hirviendo en la que habremos diluido 1 cucharadita de bicarbonato de sodio. Las plumas del animal saldrán mucho más fácilmente.

Para cocer mejor la coliflor y otras coles

Incorporemos 1 cucharada sopera de bicarbonato en el agua de cocción de las coliflores. Saldrán más tiernas, pero sin deshacerse, y se digerirán mucho mejor. Evitaremos así el problema de la formación de gases intestinales a los que algunos intestinos son particularmente sensibles.

Podemos adoptar el mismo truco para todas las variedades de coles.

Evitemos incorporar bicarbonato en la cocción de la col lombarda, porque pierde su bonito color y se queda medio verdosa, muy fea.

En el puré

Para tener un éxito absoluto a la hora de hacer un buen puré de patatas, coceremos las patatas, las chafaremos, les añadiremos un chorrito de leche caliente, eventualmente un poquito de mantequilla o de aceite de oliva (¡una buena alternativa a las grasas saturadas!), sal y una pizquita de bicarbonato de sodio. Mezclémoslo todo bien y obtendremos un puré «ligero» y delicioso.

Los trucos de la abuela

Una abuela me confió su truco para que su nieta comiera nabos, cuyo sabor un tanto amargo no le apetecía nada. La abuela añadía una pizca de bicarbonato a la cocción de los nabos y éstos empezaron a parecerles aceptables a la pequeña.

El bicarbonato de sodio
y la salud

Como ya he tenido ocasión de comentar, he conocido algunas personas que hacen y han hecho siempre uso del bicarbonato de sodio con objetivos terapéuticos. Los usos más corrientes, los más conocidos, son ciertamente los relacionados con el ardor de estómago y con el blanqueo de los dientes. La eficacia que el bicarbonato de sodio ha demostrado en estas dos aplicaciones ha animado a la gente a experimentar para aliviar pequeños accidentes de la vida cotidiana. Con el tiempo he tomado nota de numerosos remedios que ahora paso a proponer.

Sin embargo, la prudencia debe imponerse siempre. En efecto, no todas las personas reaccionan igual a los mismos productos: lo que puede ser muy eficaz para unos no tiene por qué serlo forzosamente para los demás. Por consiguiente, lo más sensato es probar las cosas antes de ponerlas en práctica.

El bicarbonato de sodio no es un medicamento y no reemplaza, en ningún caso, la opinión de un médico.

¡PRECAUCIONES DE USO!

El bicarbonato de sodio es un producto tan eficaz y tan barato que podemos tener tendencia a recurrir excesivamente a él.

Cuando utilizamos este producto, como pasa con cualquier otra cosa, antes hay que dejarse llevar por el sentido común. Es verdad que siempre nos saca de un apuro, pero nunca conviene abusar de nada. Debemos tener siempre bicarbonato en casa, pero para su uso interno debemos tener mucha precaución. Para empezar, hay que tener en cuenta que el bicarbonato contiene sal y que las personas hipertensas, con insuficiencia cardíaca o con otros problemas relacionados directamente con los aportes de sal, deben prestar mucha atención a su consumo, a las cantidades, y pedir siempre consejo al médico.

Además, un uso excesivo del bicarbonato puede:

- modificar el equilibrio entre sustancias ácidas y alcalinas en nuestro organismo
- resultar laxante y provocar diarreas
- aumentar la tensión arterial a causa de la presencia de sodio.

Tomar bicarbonato de sodio no debe convertirse en el ritual cotidiano para después de las comidas. Seamos razonables y tomémoslo únicamente en caso de necesidad, pero no como norma.

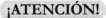

¡ATENCIÓN!

El bicarbonato puede provocar irritación en los ojos cuando entra en contacto con los globos oculares.

EL BICARBONATO DE SODIO PARA LA BOCA

La higiene de la cavidad bucal es muy importante para liberarse de los residuos provenientes de la alimentación. En efecto, son éstos los que se quedan entre los dientes, se van degradando y provocan reacciones químicas. Éstas liberan ácidos que atacan el esmalte, favoreciendo a la larga la formación de caries y un aliento desagradable.

El bicarbonato de sodio tiene la capacidad de neutralizar los ácidos y puede ser utilizado diariamente en nuestra higiene bucal.

No debemos dudar, pues, en tener cerca un bote de bicarbonato en el cuarto de baño. Será de gran utilidad. Se debe resguardar de la humedad, porque con ella se estropea.

Como colutorio

Los enjuagues bucales pueden realizarse a diario para refrescar las mucosas y mantener la boca sana, tal y como ya se ha explicado. Éste es un truco económico, muy eficaz y decididamente más barato que los colutorios de la farmacia.

Modo de empleo: Disolver una cucharadita en un vaso de agua tibia o fría. Hacer enjuagues con ella, escupiendo el agua cada vez. Finalmente, se enjuaga la boca con agua fresca.

Para tener un buen aliento

Los enjuagues bucales pueden utilizarse puntualmente para eliminar olores más o menos desagradables provenientes de los alimentos que ingerimos. Esto pasa cuando comemos cebolla o ajo, algunos pescados, col… El uso de bicarbonato de sodio permite refrescar el aliento, pero no cura los eventuales problemas derivados de dolencias dentales o gingivales. Cuando el problema del mal aliento no es puntual, hay que consultar al dentista.

Modo de empleo: Tras las comidas, añadir una cucharadita de bicarbonato a un vaso de agua. Mezclar y hacer gárgaras con la solución, que refrescará el aliento rápidamente.

Para prevenir las caries

Los enjuagues bucales con bicarbonato de sodio son una solución eficaz que podemos practicar diariamente a fin de combatir los ácidos responsables de la formación de las caries. Para prevenir este problema, los enjuagues deben estar asociados a una higiene bucal impecable y regular, mediante el cepillado y el uso de hilo dental.

Modo de empleo: Tras el cepillado dental, se disuelve una cucharadita de bicarbonato en un vaso de agua tibia o fría. Realizar varios enjuagues y acabar con agua fresca.

Para combatir la placa dental

Las bacterias presentes en nuestra boca producen los ácidos que con el tiempo forman la placa dental. El bicarbonato de sodio ayuda a neutralizar esos ácidos para evitar la formación de la placa. Para conseguirlo hay que practicar enjuagues regularmente, una o más veces al día, en función de la facilidad que tenga cada uno para generar placa en sus dientes.

Modo de empleo: Se disuelve una cucharadita de bicarbonato en un vaso de agua tibia o fría. Se realizan diversos enjuagues manteniendo el agua en la boca por lo menos durante 20 segundos. Después se escupe el agua. Finalmente se enjuaga la boca con agua limpia.

Para cepillarse los dientes

El polvo de bicarbonato de sodio puede ser utilizado en lugar de dentífrico para cepillarse los dientes. Éstos quedan limpios y la boca saneada, sin bacterias. Para este tipo de usos, deberemos escoger un bicarbonato muy fino, a menudo comercializado para este fin.

Modo de empleo: Espolvorear un poco de bicarbonato en un cepillo de dientes humedecido, como si se tratara de un dentífrico. Se cepillan los dientes normalmente, según costumbre.

¡PRECAUCIÓN!

No hay que acostumbrarse a añadir bicarbonato de sodio a la pasta dentífrica. Lo único que conseguiremos es aumentar el poder abrasivo y acabaremos dañando el esmalte.

Para limpiarse los dientes con un hidropulsor

Quienes usen un hidropulsor para limpiarse los dientes, pueden añadir un poco de bicarbonato en el agua del aparato, 1 cucharadita. Tras su uso se experimenta una agradable sensación de frescor.

¡PRECAUCIÓN!

Antes de usarlo, consultemos las normas de uso del aparato, porque algunos fabricantes desaconsejan añadir productos.

El «blanqueador» dental

El bicarbonato de sodio posee una ligera acción abrasiva gracias a la presencia de partículas que, en contacto con los dientes, los limpian mediante los movimientos mecánicos del cepillo. Así, puede emplearse el bicarbonato como blanqueante dental y para evitar la formación de depósitos y manchas de café, té, o nicotina, en la superficie del esmalte. Si se usa regularmente, acaba eliminando las manchas ya existentes.

¿Sabías que el bicarbonato de sodio es a menudo un componente común en las numerosas marcas de dentífricos?

Modo de empleo: Se humedece el cepillo, se espolvorea un poco de bicarbonato y se cepillan los dientes. Al final se enjuaga bien la boca.

¡PRECAUCIÓN!

Como es abrasivo, el bicarbonato puede resultar agresivo para dientes y encías sensibles, si se usa cada día. Si somos sensibles, lo emplearemos sólo una vez de cada dos o tres cepillados.

Para eliminar el sarro

De vez en cuando, podemos cepillarnos los dientes con una pasta antisarro. Basta con mezclar bicarbonato de sodio con un poco de zumo de limón y cepillarnos los dientes con la pasta resultante. Este truco debe usarse con moderación porque, a la larga, podemos estropear los dientes. La frecuencia dependerá del espesor del esmalte. Podemos pedir a nuestro dentista que nos aclare qué tipo de esmalte tenemos.

Para proteger las encías

Desde una óptica preventiva, podemos emplear el bicarbonato para el cuidado de las encías. Basta con hacernos con un cepillito y masajearnos las encías tras los cepillados dentales. Si tenemos las encías sensibles, también podemos hacer enjuagues regulares, siguiendo el modo de empleo indicado en el apartado «Como colutorio».

Modo de empleo: Pongamos en un vaso el equivalente a 1 cm^3 de agua tibia y de agua oxigenada. Añadamos 1 cucharadita de bicarbonato. Mojemos el cepillo en la solución y pasémosla por las encías.

Contra la micosis en la boca

Hagamos diversos enjuagues con bicarbonato de sodio para combatir la proliferación de hongos en la boca. Actuemos desde la aparición de los primeros síntomas.

Modo de empleo: Véase el apartado «Como colutorio». El agua se mantiene dentro de la boca el mayor tiempo posible, minutos, si aguantamos.

Contra la afta

El bicarbonato de sodio alivia las molestias derivadas de las llaguitas dentro de la boca.

Modo de empleo: Se hace una pasta con 3 partes de bicarbonato de sodio y 1 parte de agua. Aplicar la pasta resultante sobre las aftas y dejar actuar. Repetir la operación diversas veces.

Contra el herpes labial o calenturas

Cuando se sufre el problema del herpes labial, se sabe que suele aparecer en períodos de estrés o fatiga. En ese momento, tenemos todos los números para que nos salgan las pupas. En cuanto aparezcan, cubriremos la parte afectada con bicarbonato.

Modo de empleo: Se hace una pasta con 3 partes de bicarbonato y 1 de agua. Se aplica la pasta varias veces sobre la parte afectada y se deja actuar.

Contra la inflamación y la irritación en la boca de los bebés

Si el bebé presenta problemas de inflamación en la boquita y es demasiado pequeño para hacer enjuagues bucales, podemos aplicarnos el agua con bicarbonato en los pezones, antes de cada tetada.

Modo de empleo: Disolver una cucharadita de bicarbonato en un poco de agua tibia y cubrir los pezones con dicha solución antes de dar el pecho al bebé.

¡Recordemos la limpieza del material higiénico!

- Para limpiar los cepillos de dientes y toda clase de cepillitos higiénicos.

  Para limpiar eficazmente los cepillos de dientes, podemos dejarlos en remojo toda la noche, en un vaso de agua caliente con 1 cucharada sopera de bicarbonato de sodio. A la mañana siguiente se enjuagan con agua corriente y se pueden usar inmediatamente. La operación puede repetirse cada 3 o 4 días o semanalmente. ¡Pero no olvidemos que esta limpieza no sustituye el cepillo nuevo que deberemos adquirir cada 3 meses!

- Para limpiar las ortodoncias o cualquier tipo de aparatos dentales.

Para limpiar lo aparatos dentales, añadiremos 1 cucharada sopera de bicarbonato al agua en la que diluimos el producto de limpieza específico que usemos habitualmente. Mezclar bien y sumergir el aparato por lo menos durante 30 minutos. Antes de utilizarlo, deberemos enjuagarlo bien, varias veces, en agua corriente.

EL BICARBONATO DE SODIO PARA EL APARATO DIGESTIVO

Como ya hemos tenido ocasión de decir, el bicarbonato de sodio es un mineral no tóxico que se presenta en forma de polvo blanco alcalinizante, soluble en agua. Se trata, pues, de una sal alcalina que tiene la propiedad de neutralizar los medios ácidos o los demasiado básicos.

Por otra parte, son muchas las personas que se quejan de problemas relacionados con la pirosis o acidez de estómago durante el proceso digestivo. Los problemas de acidez y regurgitación de ácidos son una de las principales causas de asistencia médica en Europa. Recuerdo perfectamente que mi tía abuela recurría sistemáticamente al bicarbonato cuando tenía sus digestiones difíciles. En su época todo el mundo sabía que el bicarbonato era un antiácido eficaz. Está claro que se trata de un remedio ocasional que en ningún caso reemplaza la prescripción de un médico, especialmente cuando los síntomas persisten.

Inconvenientes: El sabor del bicarbonato de sodio es un poco salado, lo que hace que algunas personas sientan que están bebiendo agua de mar. Si es así, intentemos pensar en otra cosa cuando lo bebamos.

Contra el ardor de estómago

Llamado por algunos «antiácido milagroso», el bicarbonato de sodio posee, en efecto, una acción muy eficaz contra la acidez presente en el ámbito digestivo. Es particularmente activo en el caso de la acidez de estómago porque es capaz de neutralizar la acidez que se produce a nivel gástrico. Su poder explica que esté presente en la composición de las sales efervescentes y en ciertos medicamentos indicados para disminuir la pirosis. Su acción calmante de las mucosas irritadas del estómago, por un exceso de ácidos, es muy rápida. Las personas que sufren este problema constatan que perciben de inmediato una sensación de alivio que se mantiene en el tiempo.

Modo de empleo: Disolver en un vaso de agua fría 1 cucharadita de bicarbonato de sodio. Beber la solución lentamente pero de manera continua.

Contra los reflujos ácidos

En el caso de reflujos, el bicarbonato se usa para regular un pH demasiado ácido. Como su pH es alcalino (8,4, considerando que el pH neutro es 7), puede combatir fácilmente la acidez proveniente del ácido clorhídrico. Este último es el responsable de los reflujos ácidos, porque eleva el estómago hacia el esófago.

Inconveniente inofensivo: En la transformación química que se opera para neutralizar la acidez, se produce también gas carbónico, responsable de los eructos. Si bien estos últimos pueden ser molestos y ponernos en algún compromiso, ¡peores son los reflujos!

Para limitar los eructos, bastará con añadir un poquito de zumo de limón al agua.

En caso de digestión difícil

Cuando tenemos la sensación de estar pasando dificultades para digerir una ingesta, el bicarbonato de sodio nos será útil. Una vez más, no reemplaza la visita al médico cuando las digestiones difíciles se repiten a menudo.

Modo de empleo: Disolver en un vaso de agua tibia 1 cucharadita de bicarbonato. Beber el contenido. Los resultados son siempre subjetivos.

¡TRUCO!

Si la digestión de ciertos alimentos nos resulta difícil, podemos incorporar una cucharadita de bicarbonato en el agua de cocción. ¡Eso facilitará la digestión!

Tras las comidas copiosas o el exceso de bebida

A menudo, el bicarbonato nos ayuda a vernos libres de la sensación de «boca seca» que experimentamos al día siguiente de una comida muy copiosa o si nos hemos excedido con la bebida. El bicarbonato también permite eliminar el ardor de estómago que suele durar tanto tras las comidas copiosas.

Modo de empleo: Disolver en un vaso de agua fría 1 cucharadita de bicarbonato de sodio y beber su contenido.

77

En caso de dificultades con el tránsito intestinal

Podemos tomar bicarbonato de sodio en caso de problemas ocasionales con el tránsito intestinal.

Modo de empleo: Disolver en un vaso de agua fría 1 cucharadita de bicarbonato de sodio y beber su contenido. ¡Los resultados son muy subjetivos!

Contra la micosis anal

Para que el pH del ano resulte menos ácido y podamos combatir la micosis que pueda instalarse en él, deberemos tomar baños de bicarbonato de sodio.

Modo de empleo: Disolver 1 o 2 cucharadas soperas de bicarbonato en 1 litro de agua tibia. Tomar un baño de asiento durante 10 o 15 minutos.

EL BICARBONATO DE SODIO PARA EL APARATO GENITAL

Para la higiene cotidiana

El bicarbonato de sodio puede usarse para la higiene íntima de cada día. Ayuda a la prevención de cándidas, porque corrige el pH ácido en el que este virus gusta de multiplicarse.

Modo de empleo: Disolver 2 cucharadas soperas de bicarbonato en 1 litro de agua tibia y proceder a la higiene habitual.

En caso de irritación o picores

Tomar un baño sedente para aliviar las partes íntimas irritadas y los eventuales picores.

Modo de empleo: Disolver 3 cucharadas soperas de bicarbonato en 2 litros de agua tibia. Sentarse de modo que las partes íntimas queden sumergidas durante al menos 15 minutos. Usar siempre toallas limpias cada vez para secarse y lavar las toallas tras su utilización.

Contra los olores íntimos femeninos

En caso de necesidad, el bicarbonato de sodio es capaz de atenuar los problemas de olores íntimos en la mujer, a menudo causados por la presencia de bacterias.

Modo de empleo: Espolvorear una pizca de bicarbonato de sodio en las braguitas que van a llevarse todo el día. No debe olvidarse una buena higiene íntima diaria.

Contra la micosis vaginal

Podemos modificar el pH y convertirlo en menos ácido mediante el lavado vaginal, para combatir la micosis que se desarrolla en medios ácidos.

Modo de empleo: Disolver 1 o 2 cucharadas soperas de bicarbonato en 1 litro de agua tibia. Practicar lavados vaginales con dicha agua y la ayuda de una pera o de una lavativa vaginal.

EL BICARBONATO DE SODIO PARA LA PIEL

Contra las pequeñas quemaduras y quemazones

Para calmar las pequeñas quemaduras (¡Atención! ¡Las quemaduras importantes deben ser tratadas por un médico!) y los leves quemazones, apliquemos sobre la zona afectada un poco de pasta de bicarbonato.

Modo de empleo: Hacer una pasta con 3 cucharadas soperas de bicarbonato de sodio y 1 cucharada sopera de agua fría (la cantidad de pasta se calculará en función de las dimensiones de la zona a tratar). Aplicar la pasta sobre la piel y dejar actuar unos 20 minutos, sin dejar que se seque.

Para calmar los sarpullidos de la fiebre

Modo de empleo: Apliquemos un poco de pasta de bicarbonato preparada con 1 cucharada sopera de bicarbonato y 1/3 de cucharada sopera de agua fría, la cual extenderemos sobre los granitos. Dejar actuar durante al menos 20 minutos.

Para facilitar el afeitado

Podemos usar el bicarbonato para antes y después del afeitado, ablandando los pelos y calmando la sensación de quemazón causada por el afeitado.

Modo de empleo: Disolver una cucharadita de bicarbonato en una taza de agua tibia. Lavar el rostro con esta solución y secar.

Para aliviar las quemaduras solares

Si hemos estado expuestos al sol más tiempo del conveniente, podemos calmar las molestias utilizando bicarbonato de sodio.

Modo de empleo: Disolver 4 o 5 cucharaditas de bicarbonato en agua tibia o caliente (pero no muy caliente, de lo contrario molestaría aún más al aplicarlo) dentro de la bañera. Sumergir el cuerpo en la bañera y permanecer 20 minutos como máximo.

Si las quemaduras están en áreas muy concretas, o si no disponemos de bañera, podemos hacer compresas y aplicarlas sobre las zonas afectadas. Reemplazar cada compresa a los 10 minutos.

Para aliviar las picaduras de insectos

Para evitar el insoportable picor de las picaduras de algunos insectos, apliquemos cuanto antes una pasta a base de bicarbonato.

Modo de empleo: Mezclar 1 cucharada sopera de bicarbonato con 1 cucharadita de agua fría. Aplicar la pasta sobre la picadura y dejar actuar.

Contra los eccemas

Para aliviar las molestias y los picores de algunos eccemas, usaremos regularmente bicarbonato de sodio. El uso dependerá de la zona donde se encuentre el eccema. Se pueden tomar baños (como se explica en el apartado «Para evitar las quemaduras solares») o aplicar compresas (*véase* «Contra las pequeñas quemaduras y quemazones»).

Contra la verrugas

Esta mezcla es útil, por lo visto, para combatir verrugas superficiales.

Modo de empleo: Mezclar 1 cucharada sopera de bicarbonato de sodio con 1/3 de cucharada sopera de agua. Aplicar la pasta sobre la verruga y cubrir con una tirita, renovando la aplicación por lo menos 2 veces al día, durante 1 semana.

Pensemos en añadir un par de gotitas de aceite esencial de árbol de té, cuya acción contra las verrugas es reconocida.

Para el culito irritado de los bebés

A menudo los bebés presentan culitos rojos o con placas de eccemas persistentes puesto que están en contacto con la orina. En este caso, pongamos un poco de bicarbonato en el agua de baño.

Modo de empleo: Mezclar 1 cucharadita de bicarbonato en el agua de baño hasta que las rojeces o las placas de eccema remitan.

EL BICARBONATO DE SODIO PARA MANOS Y PIES

PARA LAS EXTREMIDADES INFERIORES

Normalmente los pies son una parte del cuerpo muy descuidada y sólo recordamos su existencia cuando nos duelen, se inflaman o causan algún problema. Y, sin embargo, no merecen tal desprecio, teniendo en cuenta que trabajan para nosotros cada día y, ocasionalmente, en las peores condiciones. Por lo tanto, se aconseja cuidarlos regularmente, tanto como al resto de nuestro cuerpo.

Para los pies cansados

Tras una jornada de trabajo, andar mucho, practicar un deporte o estar de pie, los pies quedan agotados. Cuando tenemos la impresión de que nos duele todo, lo mejor es tomar un baño de pies con bicarbonato.

Podemos ampliar el baño hasta los tobillos, si lo creemos necesario o los tenemos hinchados.

Modo de empleo: En una palangana, echar 1 litro de agua caliente o tibia. Disolver un vasito (aproximadamente 5 o 6 cucharadas soperas) de bicarbonato. Poner los pies en remojo (y eventualmente los tobillos) durante 10 o 15 minutos.

¡EL NO VA MÁS!

Hacer un buen masaje podal con aceite esencial de almendras dulces, junto con unas gotas de aceite esencial de lavanda.

Contra el mal olor de los pies

El bicarbonato de sodio tiene el poder de combatir las bacterias responsables del desagradable olor a pies, encerrados todo el día en zapatos a menudo poco adecuados. Se trata de un problema muy común para un gran número de personas, pero que suele ser particularmente frecuente en adolescentes que acostumbran a calzar zapatillas deportivas que hacen sudar los pies.

Modo de empleo: En una palangana, disolver un vasito de bicarbonato en 1 litro de agua caliente. Dejar los pies en remojo entre 5 y 10 minutos.

Para luchar contra los hongos

Para sanear la piel, el bicarbonato de sodio posee propiedades fungicidas. En efecto, es capaz de prevenir y luchar eficazmente contra los hongos. Para que su acción sea realmente eficaz, se aconsejan los baños de pies regulares, con bicarbonato, por supuesto.

Modo de empleo: Disolver un vasito de bicarbonato de sodio en 1 litro de agua caliente y dejar los pies en remojo entre 10 y 15 minutos, cada día.

Para ablandar callos y durezas

Antes de proceder a limar las zonas implicadas con la piedra pómez, debe tomarse un baño de pies con bicarbonato para ablandar las durezas.

Modo de empleo:

- En una palangana, se disuelve un vasito de bicarbonato en 1 litro de agua caliente. Se dejan los pies en remojo durante 15 minutos.

- Si se tienen callos (o duricias realmente importantes), deberá hacerse una pasta con 1 cucharada sopera de bicarbonato y 1/3 de cucharada sopera de agua. Se frotan los callos para ayudar a eliminarlos. Repítase la operación si fuera necesario.

Para el cuidado de los pies

Para lavarse los pies perfectamente, eliminando todas las células muertas, podemos hacernos un *peeling* con bicarbonato de sodio. Esta operación permite limpiar en profundidad y suavizar la piel para que absorba mejor los principios activos de las cremas hidratantes que usemos tras el lavado.

Modo de empleo: Prepárese una pasta con 3 cucharadas soperas de bicarbonato y 1 cucharada sopera de agua. Frótese cuidadosamente toda la zona de los pies. Después se enjuagan y secan normalmente.

Podemos acabar la operación mediante un buen masaje de pies con un poco de aceite esencial de almendras dulces y unas gotas de aceite esencial de lavanda.

Para aliviar los picores

Cuando pican los pies, podemos bañarlos en bicarbonato de sodio.

Modo de empleo: En una palangana, se disuelva un vasito de bicarbonato en 1 litro de agua tibia. Se dejan los pies en remojo durante 15 minutos. La operación debe repetirse mientras persistan las molestias.

PARA LAS EXTREMIDADES SUPERIORES

Cuidar las manos es un acto importante, dado que éstas están siempre expuestas a las agresiones externas. Además, la piel de las manos sufre doblemente porque las ponemos en contacto con sustancias irritantes y con la misma contaminación.

No olvidemos protegerlas con guantes cuando hacemos tareas de limpieza en las que intervienen productos químicos. Pensemos también en cosméticos ecológicos (como el jabón, por ejemplo), que no contiene productos irritantes.

En lugar de jabón

Para limpiar y desinfectar las manos, podemos usar bicarbonato de sodio como si de jabón se tratara. El bicarbonato respeta la piel y deja las manos suaves y limpias al tacto.

Modo de empleo: Remojemos las manos y espolvoreemos en ellas un poco de bicarbonato, frotándolas entre sí como se hace habitualmente con el jabón. Luego se enjuagan y secan normalmente.

Para hacerse la manicura

Podemos dejar las pieles y cutículas más blandas y suaves antes de hacernos la manicura para facilitar la operación. Basta con poner las manos en remojo en un bol grande con agua, bicarbonato de sodio y, eventualmente, un poco de zumo de limón.

Modo de empleo: Sumergir las manos durante 5 minutos, aproximadamente, en agua tibia en la que se disuelven 4 o 5 cucharadas soperas de bicarbonato. Pueden incorporarse algunas rodajas de limón para eliminar manchas de piel y uñas, como por ejemplo las dejadas por la nicotina de los cigarrillos.

Para limpiarse las uñas

Para eliminar todos los residuos de suciedad que puedan quedar debajo de las uñas, bastará con cepillarlas con bicarbonato de sodio. Esta operación también las blanquea.

Modo de empleo: Humedecer un cepillo de uñas y espolvorear por encima bicarbonato. Frotar cuidadosamente también alrededor de las uñas. Enjuagar y secar normalmente.

Para ablandar las cutículas

Antes de quitar las cutículas, podemos reblandecerlas como se indica en el apartado «Para hacerse la manicura».

Modo de empleo: Echar una pizca de bicarbonato de sodio encima de cada cutícula y frotar. Las pieles muertas podrán retirarse mucho más fácilmente con ayuda de unos alicates de manicura.

Para curar heriditas de los dedos

Cuando nos cortamos o nos quemamos en los dedos, podemos evitar que dichas heriditas se infecten con el viejo remedio de las abuelas: el bicarbonato de sodio.

Modo de empleo: Poner 1 cucharada sopera de bicarbonato en un vaso de agua los más caliente posible que podamos resistir. Sumergir el dedo y dejar que el agua se vaya enfriando. Repetir la operación si fuera necesario.

EL BICARBONATO DE SODIO PARA LAS VÍAS RESPIRATORIAS

Para descongestionar las vías respiratorias

Cuando las vías respiratorias están obstruidas, podemos recuperar el viejo remedio para liberar las mucosas nasales. Se trata de vaporizaciones beneficiosas en caso de dolencias tales como el catarro común. Permiten liberar las fosas nasales y percibir alivio inmediato.

Modo de empleo: Poner a hervir aproximadamente 1 litro de agua. Incorporar 2 cucharadas soperas de bicarbonato y mezclar bien. Colocar la cabeza sobre los vapores de la olla, sin acercarse demasiado para no quemarse la cara. Cubrir la cabeza con una toalla y respirar los vapores. La operación debe alargarse entre 5 y 10 minutos.

Podemos añadir un par de gotas de aceite esencial de eucalipto en el agua.

EL BICARBONATO DE SODIO PARA EL APARATO URINARIO

Contra la cistitis

A menudo las cistitis están causadas por irritaciones diversas y por un ácido concreto de la orina. El bicarbonato de sodio nos permite disminuir dicha acidez, ayudando de este modo a prevenir y combatir las infecciones urinarias.

Para facilitar la curación, no olvidemos seguir una dieta alcalina durante, al menos, quince días. El objetivo es no aumentar la cantidad de ácidos en el organismo. Prioricemos, pues, una alimentación a base de fruta y verdura (salvo las que son particularmente ácidas o acidificantes, como los cítricos, las espinacas, la piña, la acedera, etc.) y evitemos en lo posible la ingesta de alcohol, café, azúcar, bollería, carne…

Modo de empleo: Disolver 1 cucharadita de bicarbonato en un vaso de agua fría. Tomar la solución varias veces al día, en caso de cistitis, y cada vez que hagamos una ingesta especialmente ácida. Con ello la orina será menos ácida y se evitarán irritaciones.

¡Y TODAVÍA MÁS!

Contra las molestias de garganta

Para calmar el dolor de garganta, deben hacerse gargarismos con bicarbonato de sodio. Es un remedio simple y muy barato.

Modo de empleo: Disolver 1 cucharadita de bicarbonato en un vaso de agua natural. Hacer diversos gargarismos con esta solución, varias veces al día.

Para aliviar la irritación de los ojos

Cuando tengamos una pequeña irritación ocular o una pequeña inflamación en los ojos, tras una jornada en la que hayamos estado muy expuestos a luces de neón, luz artificial, humo, calor, polución, etc., apliquémonos compresas con una solución a base de bicarbonato. Nuestros ojos lo agradecerán.

Modo de empleo: Disolver 1 cucharadita de bicarbonato de sodio en una taza de agua caliente. Embeber unos trozos de algodón o unas gasas estériles en esta solución, como si de desmaquillarse se tratara. Escurrir cada compresa y esperar a que no estén demasiado calientes. Cerrar los ojos y aplicar una compresa sobre cada ojo. Dejar actuar unos minutos. Repítase la operación hasta obtener mejoría.

El bicarbonato de sodio para el deporte y los deportistas

Los aficionados a los viejos remedios de las abuelas que hacen mucho deporte conocen las virtudes del bicarbonato de sodio. Parece ser que los científicos han verificado la eficacia de este remedio tan reputado por mejorar los ejercicios de los atletas, tanto en la rapidez como en la resistencia, tras realizar test a nadadores y corredores.

La ingesta de bicarbonato de sodio permite, en efecto, reducir la acidez que los músculos producen en los esfuerzos intensos. Todos los deportistas saben que, durante un esfuerzo notable, por ejemplo una carrera larga, el cuerpo produce ácido láctico. Al aumentar el pH de la sangre, el bicarbonato permite a los músculos trabajar mejor, porque tardan más en cansarse.

¡PRECAUCIÓN!

Una ingesta importante de bicarbonato de sodio puede perturbar los intestinos y provocar diarrea. ¡Este inconveniente debe tenerse muy en cuenta durante las competiciones deportivas! Hay que conocer perfectamente las reacciones del propio cuerpo antes de hacer un uso considerable del bicarbonato.

Modo de empleo: Disolver 1 cucharadita de bicarbonato en un vaso de agua fría. La posología variará dependiendo del atleta y del esfuerzo físico que deba realizar.

Contra las agujetas tras la práctica de deporte
Tras un entrenamiento deportivo o una sesión de gimnasia o danza, tomar un baño relajante para distender la musculatura y disminuir la fatiga.

Modo de empleo: Disolver 5 o 6 cucharadas soperas de bicarbonato de sodio en el agua de baño. El agua no deberá estar muy caliente. Tómese el baño relajándose durante 10 o 15 minutos.

Contra el mal olor del material deportivo
Si necesitamos eliminar eficazmente los malos olores de la bolsa de deporte, las zapatillas o la ropa deportiva, la espolvorearemos con bicarbonato de sodio. Se deja toda una noche actuando y luego se limpia o se lava normalmente. Esta operación puede repetirse tantas veces como sea necesario.

Para las bicis
Se puede limpiar el cromado de las bicis con una esponja húmeda espolvoreada con bicarbonato. Luego se enjuaga y se seca. Quedan impecables.

Para limpiar el material de golf
El material de golf se cepilla con bicarbonato de sodio y un cepillo o esponja húmedos. Después se enjuaga y se seca.

Para los accesorios de pesca

Los accesorios de pesca como la caña de pescar, los anzuelos, etc. se limpian con bicarbonato de sodio sobre un paño ligeramente húmedo.

Para eliminar el olor a cloro de las toallas de la piscina

Si os gusta nadar en la piscina, seguramente sabréis que luego todo parece oler a cloro. Para eliminar dicho olor se vierten 2 cucharadas soperas de bicarbonato de sodio en el detergente habitual o en el suavizante.

El bicarbonato de sodio para la higiene personal, la belleza y el confort

Para que el agua de baño resulte más blanda

Si el agua de casa es dura o calcárea, la piel y los cabellos se resecan con facilidad y, en algunos casos, se irritan. Bastará entonces con añadir entre 5 y 7 cucharadas soperas de bicarbonato al agua de la bañera. El agua se ablanda y la piel y el cabello nos lo agradecerán.

Para tomar un baño relajante

Tras una jornada agotadora y estresante, no hay nada mejor que tomar un baño relajante. El poder relajante del baño aumentará si añadimos bicarbonato de sodio y, por qué no, unas gotitas de aceites esenciales.

Modo de empleo: Calentemos el agua a una temperatura de unos 37 °C, aproximadamente. Disolver en ella ½ taza de bicarbonato de sodio y entre 8 y 10 gotas de aceite esencial de lavanda o de manzanilla, previamente disueltas en una cucharada sopera de aceite de oliva. Tomar un baño de unos 15 minutos. Secarse y relajarse.

Como desodorante

Aunque el bicarbonato no tiene olor en sí mismo, es un producto excelente para eliminar malos olores, también los que se producen con la transpiración de las axilas. En efecto, el desagradable olor está provocado por las bacterias de la piel responsables de la fermentación del sudor.

Modo de empleo: Enjuagar las axilas con agua en la que se haya disuelto bicarbonato (1 taza de agua con 1 cucharada de bicarbonato de sodio). Después de la ducha, podemos poner una pizca de bicarbonato en las axilas, directamente.

¡ATENCIÓN!

El bicarbonato de sodio no perfuma en absoluto.

PARA EL ROSTRO

Peeling para el rostro

La piel de la cara está sometida a muchos factores estresantes, como la polución, los productos químicos de los cosméticos, las diferencias de temperatura y las exposiciones prolongadas al sol. Para ayudar a la piel a mantenerse flexible y luminosa, podemos hacerle un simple *peeling*, muy barato, que suprimirá las células muertas y limpiará las impurezas presentes en el rostro. Basta con hacer una pasta a base de bicarbonato de sodio y un poco de agua o de leche limpiadora.

Modo de empleo: Desmaquillar y lavar la cara normalmente. Hacer una pasta con 3 cucharadas soperas de bicarbonato de sodio y 1 cucharada sopera de leche limpiadora o de agua. Aplicar una parte de la pasta sobre la cara y masajear delicadamente con movimientos circulares. Procederemos en toda la cara exceptuando el contorno de los ojos, que son muy delicados. Enjuagar con agua tibia –o fría, si lo preferimos–, para tonificar la piel. Aplicar una buena crema hidratante, si es posible ecológica.

¡PRECAUCIÓN!

El peeling sólo debe realizarse sobre una piel sana. Evitémoslo si nuestra piel está irritada o tiene algún problema.

Para una limpieza a fondo de la cara

Para mejorar la oxigenación de los tejidos del rostro, podemos estimular la microcirculación con ayuda de vapor y bicarbonato de sodio. Este cuidado facilita la penetración y absorción de los principios activos de la crema habitual.

Modo de empleo: Desmaquillarse y lavarse normalmente la cara. En un recipiente, se disuelve 1 cucharada sopera de bicarbonato en 1 litro de agua caliente. Se cubre la cabeza con una toalla y ponemos la cara sobre la olla, sin acercarnos demasiado para no quemarnos. Permanecer entre 8 y 10 minutos. Secar el rostro delicadamente y aplicar la crema habitual.

PARA EL CUERPO

Exfoliación corporal

La exfoliación practicada en la totalidad del cuerpo permite una limpieza de la superficie de la piel, arrastrando las células muertas. El objetivo consiste en estimular la renovación celular para obtener una piel más suave y clara.

Modo de empleo: Hágase una pasta con 6 cucharadas soperas de bicarbonato de sodio y 2 cucharadas soperas de leche hidratante o de agua. Aplicar la pasta con la ayuda de un guante en la totalidad del cuerpo, evitando las partes sensibles. Practiquemos un masaje sin ejercer excesiva presión (para no irritar la piel) con movimientos circulares. A continuación, se toma una ducha enjuagándose perfectamente. Tras el secado, aplicar una crema hidratante, si es posible ecológica.

¡PRECAUCIÓN!

La exfoliación se practica sólo en una piel sana. Evitémosla cuando la piel sufre o está irritada.

PARA EL CABELLO

Para tener el pelo brillante

Para reavivar el color del cabello y dejarlo sedoso, podemos añadir un poco de bicarbonato de sodio a un champú neutro.

98

Modo de empleo: Utilicemos un champú neutro de los que se pueden comprar en las tiendas de dietética y herboristerías. Añadamos 1 cucharadita de bicarbonato de sodio. En adelante, usaremos ese champú con bicarbonato para lavarnos el pelo, enjuagándolo perfectamente cada vez.

Para dejar el cabello muy limpio

Si queremos eliminar un exceso de jabón, de gomina o de laca de nuestro cabello, bastará con añadir un poco de bicarbonato de sodio al champú habitual. Esta operación puede repetirse regularmente si usamos muchos productos para mantener el peinado.

Modo de empleo: En el momento en que tenemos el pelo enjabonado, espolvoreemos 1 cucharadita de bicarbonato en el cuero cabelludo. Se practica entonces un masaje durante unos minutos. Después se enjuaga con abundante agua tibia hasta retirar todos los restos del producto.

Verdades y mentiras sobre el bicarbonato de sodio

FALSO

El bicarbonato de sodio es muy salado. *El bicarbonato de sodio tiene un sabor un poco salado, de ahí el término «sodio» que se le asocia. Para la mayor parte de las personas es perfectamente aceptable. Algunas lo encuentran desagradable, otras raro, pero a la larga podemos estar seguros de que todo el mundo se acostumbra.*

VERDADERO

La fórmula química del bicarbonato de sodio es $NaHCO_3$. *El símbolo químico del sodio es Na. Procede del nombre latino de un compuesto de sodio llamado* natrium, *que asimismo procede del griego* nitron, *una especie de sal natural que nosotros llamamos natrón. Pero la fórmula Na_2CO_3 corresponde al carbonato de sodio.*

FALSO

El carbonato de sodio y el bicarbonato de sodio son lo mismo. *Nunca deben confundirse el bicarbonato de sodio con el carbonato de sodio, muy irritante para la piel y que requiere ser manipulado con guantes. El carbonato de sodio sirve para la fabricación de lejías, detergentes, vidrio y cerámica. El bicarbonato de sodio, cuando alcanza una temperatura de 60 °C, se descompone en carbonato de sodio, dióxido de carbono y agua.*

El bicarbonato de sodio es sosa cáustica. *¡De ningún modo! Son productos bien diferentes y no hay que confundirlos bajo ningún concepto. La sosa cáustica es el nombre común del hidróxido de sodio, cuya fórmula es NaOH. Se trata de un compuesto químico corrosivo utilizado fundamentalmente para la fabricación de papel, detergentes y otros productos químicos.*

El bicarbonato nunca caduca. *Depende del uso que le queramos dar. Normalmente, el bicarbonato de sodio es efervescente, lo cual indica que sigue siendo eficaz. Si tenemos bicarbonato guardado en casa desde hace mucho tiempo, usémoslo para la limpieza, como abrasivo o para eliminar malos olores. Para ingerir, lo mejor es comprar un bicarbonato nuevo.*

El bicarbonato puede arder. *El bicarbonato de sodio es un producto no inflamable. Incluso puede emplearse para extinguir pequeños fuegos, como los que se desencadenan en la cocina cuando una sartén prende o en la barbacoa.*

El bicarbonato de sodio es soluble en agua. *El bicarbonato es perfectamente soluble en agua, especialmente cuando ésta no está muy fría.*

En Canadá llaman «vaquita» al bicarbonato. *En el lenguaje corriente, los canadienses llaman así al bicarbonato porque la marca más popular y más consumida de bicarbonato (Sociedad Cow Brand) llevaba una vaquita dibujada en el bote. Aunque la marca* *ya no existe, continúan llamando así al bicarbonato, igual que en España la ropa delicada se lava con un borreguito (¡el de Norit!).*

FALSO

El bicarbonato de sodio es soluble en alcohol. *Aunque sí es soluble en agua, el bicarbonato de sodio no es soluble en alcohol.*

FALSO

El nombre de «vaquita» se lo puso un químico. *El nombre se le debe a un pastelero, John Dwight, que quería encontrar un logo bonito para comercializar el bicarbonato. Asoció las ideas de bicarbonato y leche, porque ambos eran ingredientes para la pastelería. Había un pasito para ir de la leche de vaca al bicarbonato.*

FALSO

El bicarbonato de sodio es tóxico. *El bicarbonato no es ni tóxico ni perjudicial para la salud humana. No irrita la piel pero debe evitarse su contacto con los ojos. Sin embargo, hay personas que deben limitar su consumo, así como el de la sal —que no es tóxica ni nociva—, si padecen hipertensión, por ejemplo. En esos casos, conviene consultar antes al médico.*

VERDADERO

El bicarbonato de sodio puede usarse en lugar del jabón. *Es posible reemplazar el jabón por bicarbonato de sodio para lavarse las manos normalmente. Deja una piel muy suave y agradable al tacto.*

VERDADERO

El bicarbonato de sodio neutraliza la acidez del estómago. *Como es un producto alcalino, el bicarbonato permite equilibrar el pH demasiado ácido. Combate eficazmente la acidez del ácido*

103

*clorhídrico del estómago (*véase *el apartado «El bicarbonato de sodio para el aparato digestivo»).*

VERDADERO

En Suiza añaden bicarbonato a la *fondue* de queso. *Se trata de un truco suizo para conseguir que la* fondue *de queso resulte más digestiva, sin que se note nada y sea igualmente deliciosa. El bicarbonato de sodio proporciona siempre mejores digestiones.*

FALSO

Tomar bicarbonato por vía oral es malo para la práctica deportiva. *Al contrario, el bicarbonato de sodio reduce la acidez de los músculos que se produce durante los esfuerzos musculares provocados por el ejercicio físico intenso (*véase *el apartado «El bicarbonato de sodio para el deporte y los deportistas»).*

FALSO

El bicarbonato de sodio huele mal. *El polvito blanco del bicarbonato es inodoro por completo. Además, posee una capacidad desodorizante e incluso puede usarse como desodorante personal.*

FALSO

El bicarbonato es contaminante. *Se trata de un producto biodegradable que no crea el menor problema al medio ambiente, contrariamente a la mayoría de productos de limpieza que se venden en los comercios.*

FALSO

El bicarbonato emboza las tuberías. *¡Al contrario! Se recomienda su uso para evitar la formación de obstrucciones en las cañerías. Basta con añadir 1 cucharada sopera de bicarbonato a los electrodomésticos de lavado para mantenerlos en plena forma.*

Recetas culinarias con bicarbonato de sodio

Aquí se presentan recetas sencillas pero variadas que nos invitarán a usar el bicarbonato de sodio en la cocina, cotidianamente.

Todas ellas son fáciles de preparar. ¡Buen provecho!

MACARRONES A LA BOLOÑESA

Para 6 personas
- 500 g de macarrones
- 1 kg de tomates muy maduros
- 200 g de carne picada de ternera
- 1 cucharadita de bicarbonato de sodio
- 2 cucharadas soperas de aceite de oliva virgen
- 2 cebollas y 2 dientes de ajo
- Sal, pimienta, 1 cucharada sopera de orégano o albahaca

Se pelan los dientes de ajo y se retira el germen (la ramita interna), porque es indigesta. Picar los ajos. Pelar las cebollas y picarlas bien.

Calentar el aceite en una cacerola. Añadir la cebolla y el ajo picados para dorarlos ligeramente.

A continuación, se incorpora la carne picada y se va removiendo para que coja color y quede toda suelta.

Mientras tanto, se lavan los tomates, se cortan a cuartos y se pasan por la batidora. Acto seguido, se incorporan a la cacerola y se mezcla bien con la carne, la cebolla y el ajo picados.

Salpimentar y añadir el bicarbonato.

Reducir a fuego lento y dejar cocer unos 20 minutos. Una vez apagado el fuego, se rectifica de sal y pimienta, si es necesario, y se añade el orégano o la albahaca picados, según nuestras preferencias.

Cocer la pasta en agua hirviendo con sal y escurrirla cuando esté al dente. Después se sirve caliente con la salsa boloñesa por encima.

Comentario

El bicarbonato de sodio elimina la acidez de la salsa se tomate, que molesta mucho a los estómagos sensibles. Si añadimos azúcar a la salsa de tomate, enmascaramos la acidez pero no la eliminamos y puede sentarnos mal sin darnos cuenta.

PASTEL SALADO DE JAMÓN Y QUESO

- 250 g de harina ecológica
- 2 cucharadas soperas de aceite de oliva virgen
- 1 yogur
- 4 huevos
- 150 g de queso rallado, tipo emmental o parmesano
- 4 lonchas de jamón de York
- 1 cucharadita de bicarbonato de sodio
- Sal y pimienta

Precalentar el horno a 180 °C.

Mezclar la harina con el bicarbonato de sodio.

En una fuente o en el bol de robot de cocina, se mezclan la harina con el bicarbonato, los huevos, el yogur, el aceite, la sal y la pimienta.

Cortar el jamón en finas láminas e incorporarlas a la anterior masa, junto con el queso rallado.

Verter la preparación en un molde para bizcochos, engrasado.

Hornear 45 minutos, aproximadamente.

Comentario

El bicarbonato de sodio permite a la masa elevarse correctamente sin necesidad de usar levaduras químicas. Este pastel salado es ideal para un bufet, un pic-nic o un entrante servido con una ensalada del tiempo.

LENTEJAS VERDES CON VERDURITAS

Para 6 personas

- 400 g de lentejas verdes
- 300 g de tomates muy maduros
- 2 cebollas medianas
- 2 o 3 zanahorias medianas
- 1 calabacín mediano
- 1 pizca de bicarbonato de sodio
- 2 cucharadas soperas de aceite de oliva virgen
- 1 cucharada sopera de perejil picado
- Sal y pimienta
- Agua caliente

Pelar las cebollas y cortarlas a láminas finas.

Limpiar las zanahorias frotándolas con pasta de bicarbonato de sodio. Enjuagarlas bien y cortarlas a dados. Lavar el calabacín y cortar a dados, sin pelar.

Poner agua a hervir en una olla. Escaldar los tomates, pelarlos y cortarlos a trozos. Reservar.

En una sartén, se calienta el aceite y se dora la cebolla.

Se incorporan los dados de tomate y de calabacín.

Mezclar y añadir las lentejas, el bicarbonato de sodio y agua muy caliente, suficiente para cubrir todos los ingredientes.

Salpimentar y dejar cocer 20 minutos. Verificar la cocción y la sal.

Una vez apagado el fuego, se añade el perejil picado justo antes de servir.

Comentario

El uso de bicarbonato de sodio permite reducir el tiempo de cocción de las lentejas y las hace más digestivas.

SOPA DE TOMATE

Para 6-8 personas
- 1,5 kg de tomates maduros
- 2 cebollas grandes
- 1 cucharadita de bicarbonato de sodio
- 20 cl de nata líquida ligera
- 2 cucharadas soperas de aceite de oliva virgen
- Un poco de caldo de verduras, si fuera necesario
- Sal y pimienta

- unas hojitas de albahaca
- Tropezones de pan frito o tostado

Lavar los tomates dejándolos en remojo con un poco de bicarbonato de sodio.

Calentar el aceite en una cacerola, a la que incorporaremos la cebolla pelada y picada, para dorarla.

Cortar los tomates a trozos y añadirlos a la cebolla. Salar.

Cocer entre 30 y 40 minutos, añadiendo caldo de verduras si fuera necesario.

Dejar enfriar, añadir el bicarbonato de sodio y batirlo todo.

Llevar al fuego, verter la nata líquida, añadir la pimienta y rectificar de sal y de cantidad de caldo, si quedara muy espesa.

Calentar la sopa y servir con tropezones de pan frito o tostado, junto con algunas hojitas de albahaca picadas, para decorar y aromatizar.

Comentario

El uso del bicarbonato permite eliminar la acidez del tomate. Incluso los estómagos más sensibles podrán disfrutar de este delicioso plato gracias al bicarbonato. La cantidad de bicarbonato puede aumentarse dependiendo de la sensibilidad de cada estómago.

PASTEL DE OLIVAS

- 250 g de harina
- 4 huevos

- 2 dl de aceite de oliva virgen
- 1,5 dl de vino blanco seco
- 200 g de olivas verdes sin hueso
- 150 g de queso rallado (gruyer o parmesano)
- 1 cucharadita de bicarbonato de sodio
- Sal y pimienta

Precalentar el horno a 180 °C.

Tamizar la harina en una fuente honda, junto con la sal, la pimienta y el bicarbonato de sodio.

Batir los huevos y añadirlos a la harina.

Incorporar inmediatamente el aceite y el vino blanco.

Mezclar todo y añadir las olivas y el queso.

Verter la masa en un molde para bizcochos, engrasado.

Hornear durante 45 minutos.

Comentario

Si queremos, podemos variar la receta mezclando aceitunas verdes y negras. En ese caso pondremos 100 g de cada variedad.

SALSA DE TOMATE

- 500 g de tomates bien maduros
  (o tomates de lata si no hay buenos tomates de temporada)
- 1 cebolla
- 1 zanahoria
- 1 diente de ajo
- 2 cl de aceite de oliva virgen
- 1 puñadito de bicarbonato de sodio

Pelar y retirar las semillas de los tomates después de haberlos escaldado durante 1 minuto.

Pelar la zanahoria, el ajo y la cebolla.

Picarlos toscamente.

Calentar un poco de aceite en una cacerola y saltear la verdura picada.

Dorar la verdura e incorporar los tomates cortados a cuartos.

Salpimentar y cocer a fuego medio durante unos 20 minutos.

Añadir el bicarbonato de sodio y batir bien todo el conjunto.

Comentario

El bicarbonato elimina la acidez de esta salsa que puede emplearse para acompañar platos de pasta, arroz, todo tipo de cereales y legumbres, así como carnes y pescados.

BIZCOCHO DE YOGUR

Para 6-8 personas

- 200 g de harina (preferentemente ecológica)
- 150 g de azúcar moreno de caña
- 3 huevos
- 1 yogur
- 10 cl de aceite de girasol
- 1 cucharadita de bicarbonato de sodio

Batir los huevos con el azúcar, en un bol grande, hasta que se blanqueen.

Incorporar el aceite progresivamente mientras se bate.

Mezclar la harina con el bicarbonato de sodio.

Añadir los huevos a la harina y mezclar perfectamente hasta obtener una pasta homogénea.

Engrasar un molde para bizcochos, espolvorear con azúcar y darle la vuelta al molde para que caiga el exceso de azúcar.

Verter la masa en el molde y hornear 40 minutos a 180 °C.

Comentario

Gracias al bicarbonato de sodio, evitaremos la levadura química. Éste es un bizcocho ideal para toda la familia, para desayunar, merendar y hacer las delicias de los niños.

PASTEL DE PLÁTANOS

Para 6 personas
- 3 plátanos maduritos
- 250 g de harina ecológica tamizada
- 120 g de azúcar moreno
- 3 huevos
- 3 cucharadas soperas de ron
- ½ cucharadita de bicarbonato de sodio
- 80 g de nueces peladas
- 50 g de mantequilla
- Un poco de aceite para el molde

Precalentar el horno a 180 °C.

Fundir la mantequilla en una cacerola, a fuego lento.

Pelar los plátanos.

En un bol grande, chafar los plátanos con un tenedor.

Incorporar los huevos y el ron, mezclando cuidado-samente.

Añadir la harina, el bicarbonato, el azúcar y la mantequilla fundida.

Mezclarlo todo bien. Incorporar las nueces a la masa.

Verter la masa en un molde engrasado.

Hornear durante 45 minutos cuidando que el horno esté bien caliente cuando metamos el molde.

Este pastel puede servirse tibio o frío.

Comentario

Gracias al bicarbonato, la textura del pastel es mucho más suave y ligera.

PASTEL DE ZANAHORIAS

Para 6-8 personas
- 250 g de harina ecológica
- 250 g de zanahorias ralladas, si es posible ecológicas
- 250 g de azúcar moreno de caña, integral
- 120 ml. de aceite de girasol
- 2 huevos
- 1 cucharadita de polvo de vainilla
- 1 cucharadita de bicarbonato de sodio
- 1 pizca de sal

Precalentar el horno a 160 °C.

Tamizar la harina y mezclar con el bicarbonato de sodio.

Añadir la pizca de sal.

Batir los huevos con el azúcar.

Mezclar las zanahorias con el aceite, el polvo de vainilla, los huevos y el azúcar.

Mezclar poco a poco la harina con las zanahorias.

Verter la masa en un molde para bizcochos, previamente engrasado.

Hornear entre 50 y 55 minutos, aproximadamente.

Enfriar antes de servir.

Comentario

El pastel de zanahorias forma parte de la más genuina tradición norteamericana, que usa siempre el baking soda para hacer pasteles y dulces. Este pastel se toma, normalmente, para merendar.

GALLETAS CON COPOS DE AVENA

(Receta americana)

- 280 g de copos de avena
- 110 g de azúcar en polvo
- 180 g de azúcar moreno, de caña
- 130 g de pasas de Corinto
- 150 g de mantequilla
- 80 g de harina de trigo
- 1 cucharadita de vainilla en polvo
- 1 huevo
- 2 cucharadas soperas de agua
- 1 cucharadita de canela en polvo
- ½ cucharadita de bicarbonato de sodio
- ½ cucharadita de sal gris

Precalentar el horno a 180 °C.

Engrasar diversas bandejas para el horno o tapizarlas con papel sulfurizado para hornear las tandas de galletas.

Hacer la mantequilla pomada y mezclar cuidadosamente los dos tipos de azúcar. Incorporar entonces el huevo, la vainilla y el agua, mezclando bien.

En un bol, se tamiza la harina con el bicarbonato y la sal.

Se vierte la harina tamizada en la pasta a base de mantequilla y azúcar, y se mezcla.

Añadir los copos de avena y las pasas de Corinto, mezclándolo todo perfectamente.

Con una cuchara para sopa, se disponen bolas de masa en las bandejas. Después se aplastan con la palma de la mano humedecida, para formar discos.

Hornear, en el horno perfectamente caliente, entre 11 y 15 minutos cada bandeja. Los bordes de las galletas deben quedar bien crujientes, mientras que el centro lo justo.

Comentario

En esta receta, el bicarbonato hace las galletas más esponjosas.

COOKIES DE CHOCOLATE

- 120 g de harina ecológica
- 30 g de cacao amargo en polvo
- 100 g de chocolate negro
- 80 g de chocolate blanco a trozos
- 350 g de pepitas de chocolate negro
- 150 g de azúcar moreno

- 2 huevos
- 60 g de mantequilla
- ½ cucharadita de bicarbonato de sodio
- ½ cucharadita de sal marina

Precalentar el horno a 180 °C.

Engrasar diversas bandejas para el horno o tapizarlas con papel sulfurizado para hornear las tandas de *cookies*.

En un bol grande, tamizar la harina con el bicarbonato, el cacao y la sal.

Fundir el chocolate lentamente, al baño maría (en un bol dentro de una cacerola con agua caliente) a fuego lento.

Batir enérgicamente el azúcar con la mantequilla en pomada. Incorporar los huevos, el chocolate fundido y mezclar bien.

Incorporemos poco a poco los trocitos de chocolate blanco, las pepitas de chocolate negro y la mezcla a base de harina y cacao.

Con una cuchara para sopa, se disponen bolas de masa en las bandejas. Después se aplastan con la palma de la mano humedecida, para formar discos.

PAN DE ESPECIAS ECOLÓGICO

- 250 g de harina ecológica
- 200 g de azúcar moreno ecológico, o bien 250 g de miel ecológica
- 100 g de mantequilla fundida, ecológica
- 1,5 dl de leche ecológica
- 100 g de pasas ecológicas
- 1 cucharadita de bicarbonato

116

- 2 cucharaditas de especias mezcladas: canela en polvo, jengibre, clavos, nuez moscada…

Precalentar el horno a 170 °C.

Calentar la leche y fundir el azúcar o la miel.

Añadir la mantequilla para que también se funda.

Tamizar la harina en un bol grande, junto con el bicarbonato de sodio.

Incorporar las especias y las pasas, mezclando.

Verter la leche y mezclar con cuidado de que no se formen grumos.

Echar la masa en un molde para bizcochos engrasado.

Hornear durante 1 hora.

Comentario

El bicarbonato permite realizar un pan de especias casi completamente ecológico.

PASTEL DE MIEL SIN NINGUNA GRASA

- 300 g de harina ecológica
- 250 g de miel natural
- 125 g de azúcar moreno
- 1 vaso de leche
- 1 cucharadita de bicarbonato de sodio
- 1 pizca de sal marina

Calentar la leche y disolver en ella la miel.

Añadir la harina y el bicarbonato, mezclando bien para evitar la formación de grumos.

Incorporar el azúcar y la pizca de sal.

Verter la masa en un molde para bizcochos engrasado y hornear a 180 °C, entre 30 y 35 minutos.

Comentario

Este pastel no contiene ningún tipo de grasa. Su sabor es muy natural y resulta ideal para el desayuno y la merienda de los niños.

Índice

Introducción 7

Carné de identidad 9

Historia del bicarbonato de sodio 11

El bicarbonato de sodio en todo su esplendor............13

  ¿Por qué usar bicarbonato de sodio? 14

  ¿Cuáles son sus principales acciones?....................15

  ¿Cómo hay que utilizarlo? 16

  Cuestiones prácticas 17

  ¿Dónde podemos comprarlo?.................................17

    Los precios 17

    La conservación 18

    Medidas para su dosificación 18

    Las marcas..18

  La producción del bicarbonato de sodio................18

  Uso industrial del bicarbonato de sodio 19

El bicarbonato de sodio en el día a día, dentro de casa 21

  La limpieza de la casa..21

  En la cocina 25

    Para limpiar el fregadero...................................25

    Contra los malos olores del fregadero 26

    Para los mármoles de la cocina..........................26

    Para limpiar el horno..26

    Para limpiar el microondas................................27

    Para limpiar la vitrocerámica o las placas de inducción .27

    Para limpiar la encimera 27

    Contra los malos olores de la nevera o del congelador...27

    En el lavavajillas...28

    Para los cubos de la basura................................28

Para las cacerolas y las ollas un poco quemadas.............29

¡Para las cacerolas y las ollas que dejamos
    olvidados en el fuego!.....................29

Para mantener ollas y sartenes impecables 30

Para limpiar las cafeteras exprés.....................30

Para limpiar otro tipo de cafeteras.....................30

Para limpiar el semillero 30

Para que los vasos brillen.....................31

Para fregar los platos a mano.....................31

Para limpiar el robot de cocina.....................32

Para las botellas y los tarros de cristal.....................32

Para las fiambreras 33

Para todas las superficies en contacto con la comida 33

Contra el mal olor de los paños de cocina.....................33

Contra el mal olor de los guantes de fregar.....................33

Para mantener desatascadas las tuberías.....................34

Para extinguir los pequeños incendios
    en los fogones a gas 34

En el cuarto de baño y los lavabos 35

Para limpiar los azulejos 35

Para limpiar a fondo los azulejos de aseos y baños.........35

Para limpiar bañeras, lavabos y bidés 35

Para eliminar la cal 36

Para la mampara de la ducha.....................36

Para la alfombrilla de la ducha.....................36

Para limpiar cepillos, peines y todo el neceser.................37

Para la taza del inodoro.....................37

Para el dormitorio 37

Para reavivar y desodorizar la moqueta.....................37

Para el colchón 38

Para las alfombrillas de la cama.....................38

Para los dormitorios de los niños..38

    Para limpiar los juguetes..38

    Para los colchones..39

    Para los pequeños «accidentes» nocturnos en la cama ...39

    Para la cunita del bebé..39

    Para todo el material del bebé..39

    Para los escritorios de los estudiantes..39

En el salón..40

    Para las alfombras..40

    Para sofás y sillones..40

En general..41

    Para pulir plata, cobre y otros metales..41

    Para limpiar las puertas de la casa y las de
los armarios..41

    Para conservar mejor las flores en un jarrón..42

    Para los ceniceros..42

    En la lavadora..42

    Para conservar mejor la lavadora..43

    En el armario zapatero..43

    Un producto de mantenimiento
suave para todos los usos..43

    Para alejar una invasión de hormigas..44

El bicarbonato de sodio, día a día, en el jardín,
los balcones y las terrazas..45

    Un fungicida para las plantas..45

    Para proteger las flores de los parásitos..45

    Para limpiar los muebles del jardín..46

    Para los cojines..46

    Contra las malas hierbas..46

    Para quitar manchas de aceite del pavimento..46

    Para limpiar los utensilios de la barbacoa..47

El bicarbonato de sodio, día a día, en el coche.........................49

    Contra el olor a tabaco...49

    Para quitar las manchas de savia de la carrocería...........49

    Para conservar el coche en buen estado...........................49

    Para limpiar la tapicería del coche..................................50

    Para eliminar el mal olor de la tapicería.........................50

Y por si fuera poco. 51

    Contra el mal olor del garaje...51

    Para retirar el moho del estuco..51

    Para el agua de la piscina...51

El bicarbonato de sodio para los animales de compañía.........53

    Para «perfumar» al animal de compañía..........................53

    Para el mal aliento del perro..53

    Para el baño del perro..53

    Para las camitas de perros, gatos, pájaros y roedores......54

    Para limpiar las jaulas o las casetas de los animalitos.....54

    Para limpiar los juguetes de los animales.........................54

    Contra el olor a orina dentro de casa...............................54

    Contra las pulgas de perros y gatos.................................55

El bicarbonato de sodio en la cocina.......................................57

    Para lavar fruta y verdura..57

    Para lavar la piel de los cítricos.......................................58

    Para limpiar fruta y verdura...58

    Para conservar el color verde de las verduras...................58

    Para cocer rápidamente las legumbres.............................59

    Para elevar bizcochos, tartas y bollería...........................59

    Para digerir mejor pasteles y galletas..............................59

    Para mejorar el aspecto de las tartas de chocolate...........60

    Para triunfar haciendo tartas heladas..............................60

    Para eliminar el olor durante la cocción de ciertos

        alimentos...60

Para triunfar con una salsa de tomate 60

Para montar mejor las claras a punto de nieve...............61

Para que las tortillas salgan muy esponjosas 61

Para hacer zumos de fruta gaseosos 61

En los zumos cítricos...61

Para disminuir los gases intestinales provocados

    por las legumbres 62

Para hacer los garbanzos más digestivos 62

En los dulces hechos en casa 62

En la fruta particularmente ácida 62

Contra la acidez del ruibarbo...63

Para ablandar la carne 63

Para atenuar el fuerte olor de la carne de caza................63

Para desplumar las aves...64

Para cocer mejor la coliflor y otras coles..........................64

En el puré 65

Los trucos de la abuela..65

El bicarbonato de sodio y la salud 67

El bicarbonato de sodio para la boca 69

Como colutorio 69

Para tener un buen aliento...69

Para prevenir las caries..70

Para combatir la placa dental 70

Para cepillarse los dientes 71

Para limpiarse los dientes con un hidropulsor.................71

El «blanqueador» dental...72

Para eliminar el sarro 72

Para proteger las encías..73

Contra la micosis en la boca..73

Contra la afta 73

Contra el herpes labial o calenturas...................................74

Contra la inflamación y la irritación en la boca
  de los bebés 74
¡Recordemos la limpieza del material higiénico!...........74
El bicarbonato de sodio para el aparato digestivo 75
Contra el ardor de estómago..76
Contra los reflujos ácidos..76
En caso de digestión difícil..77
Tras las comidas copiosas o el exceso de bebida 77
En caso de dificultades con el tránsito intestinal 78
Contra la micosis anal 78
El bicarbonato de sodio para el aparato genital 78
Para la higiene cotidiana..78
En caso de irritación o picores 78
Contra los olores íntimos femeninos..............................79
Contra la micosis vaginal...79
El bicarbonato de sodio para la piel 79
Contra las pequeñas quemaduras y quemazones............79
Para calmar los sarpullidos de la fiebre 80
Para facilitar el afeitado...80
Para aliviar las quemaduras solares................................80
Para aliviar las picaduras de insectos 81
Contra los eccemas 81
Contra la verrugas...81
Para el culito irritado de los bebés 82
El bicarbonato de sodio para manos y pies........................82
Para los pies cansados 82
Contra el mal olor de los pies..83
Para luchar contra los hongos.......................................83
Para ablandar callos y durezas 84
Para el cuidado de los pies..84
Para aliviar los picores...85

En lugar de jabón...85

Para hacerse la manicura 86

Para limpiarse las uñas...86

Para ablandar las cutículas...................................86

Para curar heriditas de los dedos........................87

El bicarbonato de sodio para las vías respiratorias.............87

Para descongestionar las vías respiratorias.......................87

El bicarbonato de sodio para el aparato urinario.................88

Contra la cistitis..88

¡Y todavía más! 89

Contra las molestias de garganta.........................89

Para aliviar la irritación de los ojos.....................89

El bicarbonato de sodio para el deporte y los deportistas.......91

Contra las agujetas tras la práctica de deporte.................92

Contra el mal olor del material deportivo.......................92

Para las bicis...92

Para limpiar el material de golf............................92

Para los accesorios de pesca 93

Para eliminar el olor a cloro de las toallas de la piscina....93

El bicarbonato de sodio para la higiene personal,

la belleza y el confort..95

Para que el agua de baño resulte más blanda.................95

Para tomar un baño relajante...............................95

Como desodorante...96

Para el rostro..96

Peeling para el rostro 96

Para una limpieza a fondo de la cara 97

Para el cuerpo...98

Exfoliación corporal..98

Para el cabello..98

Para tener el pelo brillante...................................98

Para dejar el cabello muy limpio..99

Verdades y mentiras sobre el bicarbonato de sodio................101

Recetas culinarias con bicarbonato de sodio 105

    Macarrones a la boloñesa...105

    Pastel salado de jamón y queso...106

    Lentejas verdes con verduritas...107

    Sopa de tomate 108

    Pastel de olivas..109

    Salsa de tomate 110

    Bizcocho de yogur 111

    Pastel de plátanos...112

    Pastel de zanahorias..113

    Galletas con copos de avena 114

    Cookies de chocolate..115

    Pan de especias ecológico 116

    Pastel de miel sin ninguna grasa.................................117